Gut, daß ich es gesagt habe…

Eine Geschichte
von Jenny Hessell
Aus dem Englischen
von Ellen Oliver
Mit Bildern
von Mandy Nelson

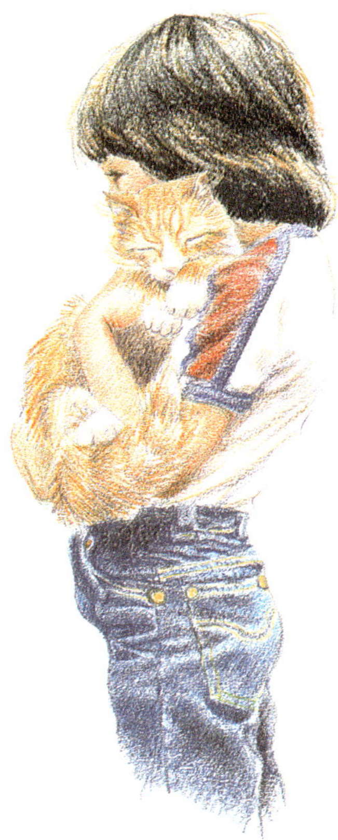

Ellermann Verlag

Wir danken den Familientherapeuten, die uns bei der deutschen Ausgabe unterstützt haben. Beratung der englischsprachigen Originalausgabe durch das New Zealand Advisory Committee on Women's Affairs, die Mental Health Foundation und Kidsarus II.
Titel der neuseeländischen Originalausgabe: I'm glad I told Mum. Century Hutchinson New Zealand Ltd., 1987. Printed in Germany.
ISBN 3-7707-6354-8

Mein Onkel Peter hat ein Problem
mit seinem Po.
Er zeigt ihn immer den Leuten.
Na ja, nicht allen, aber mir
hat er ihn dauernd gezeigt.

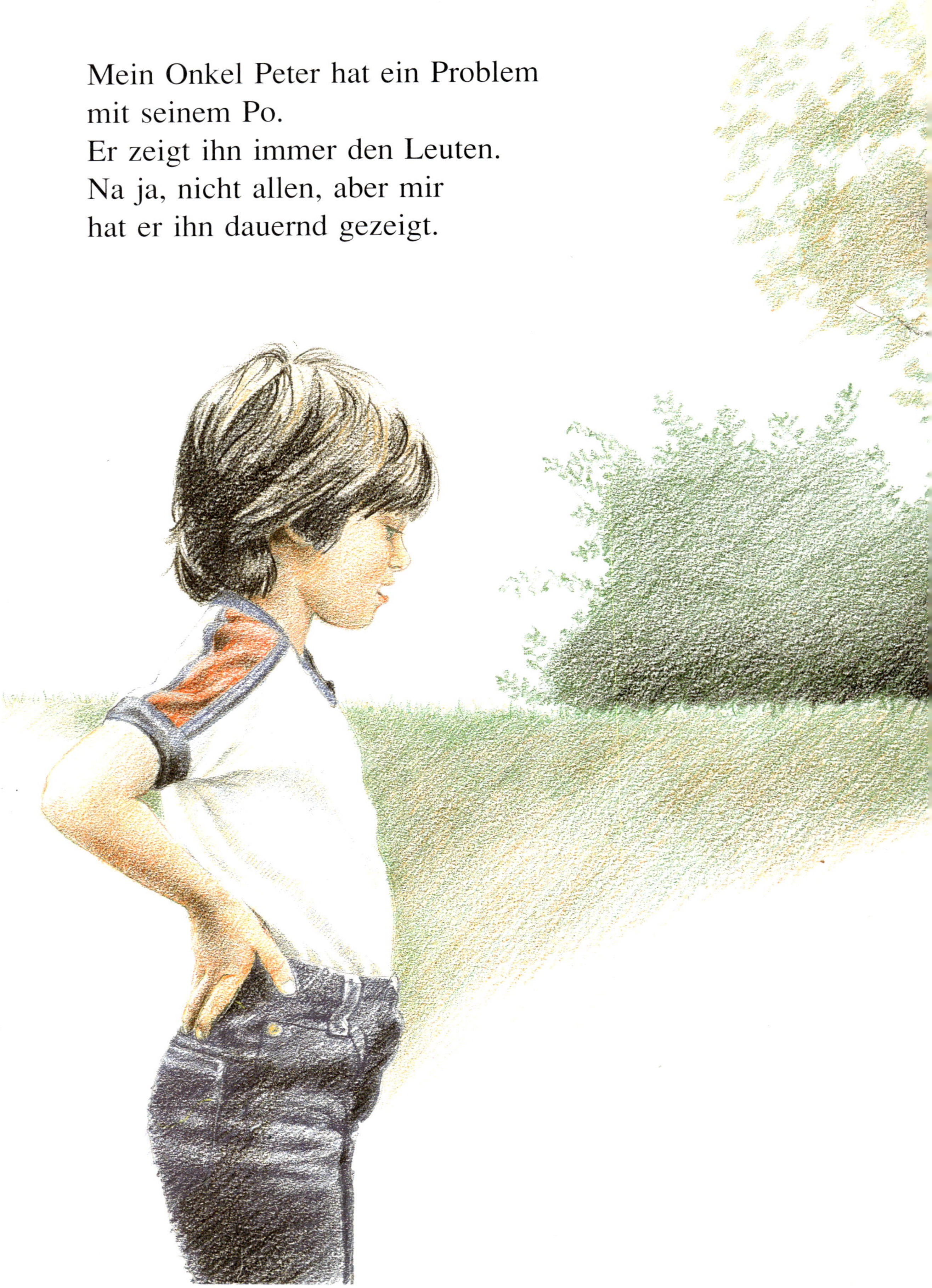

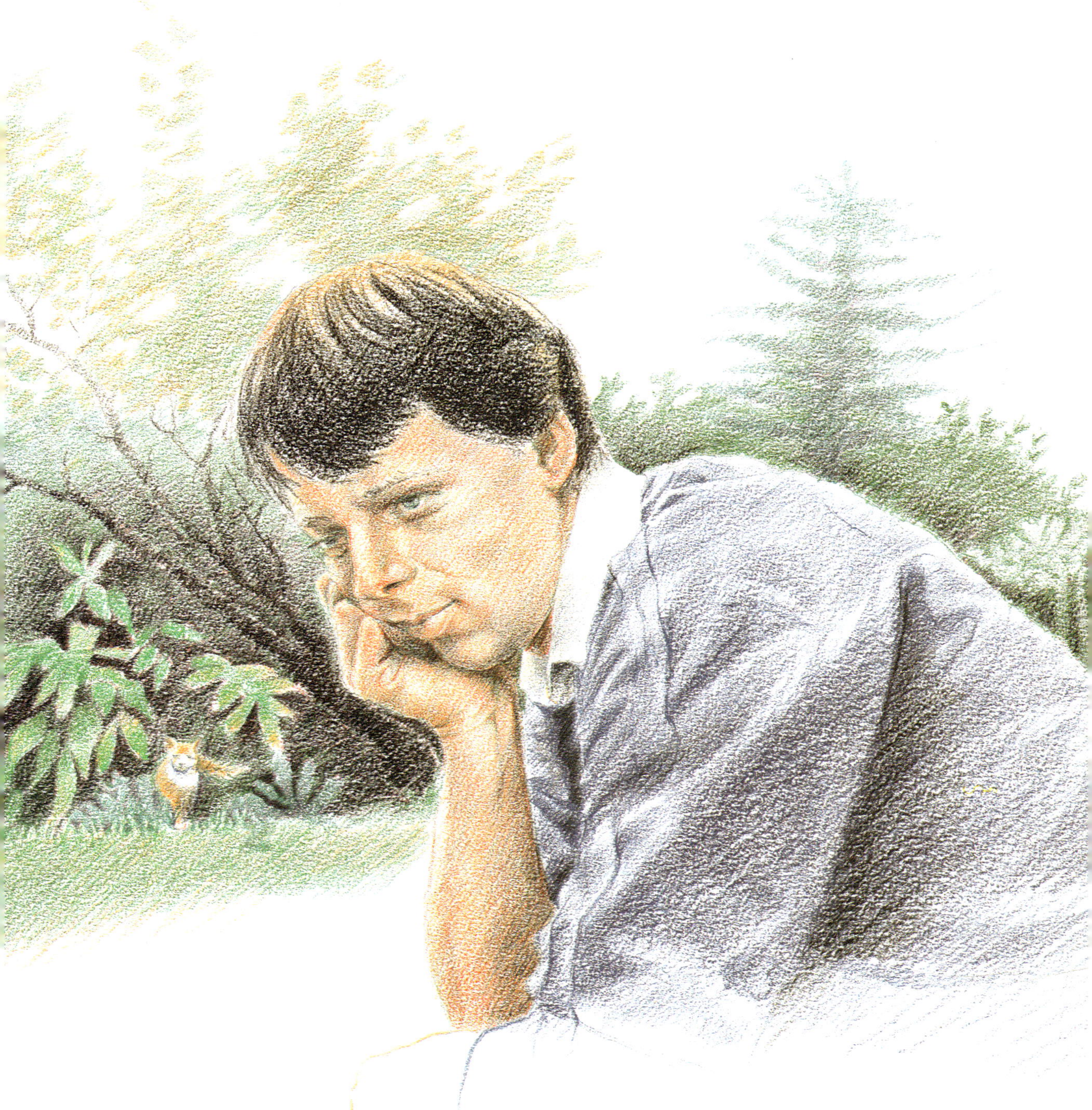

Onkel Peter zog zu uns, als ich klein war.
Wir haben uns immer prima verstanden.

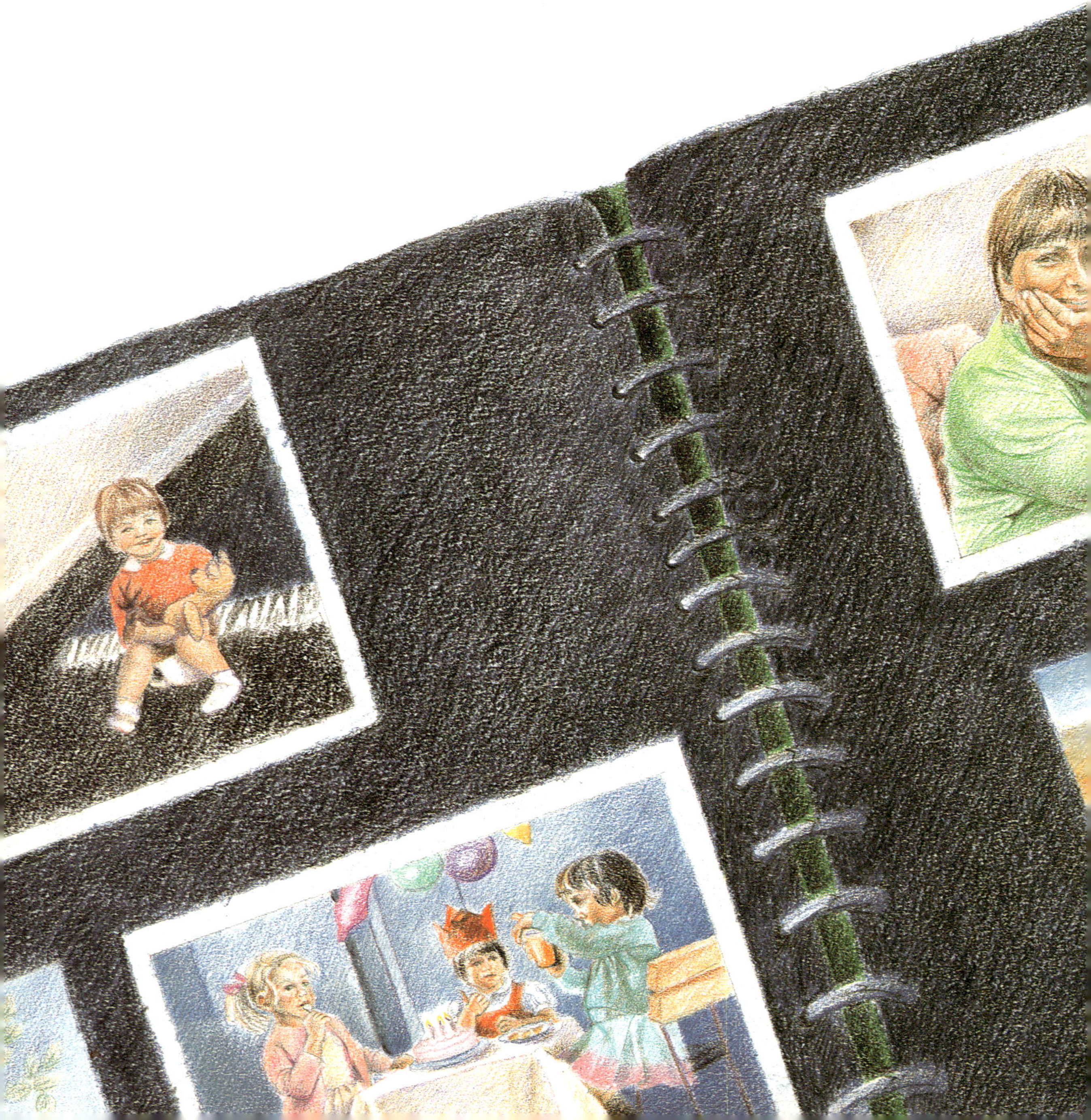

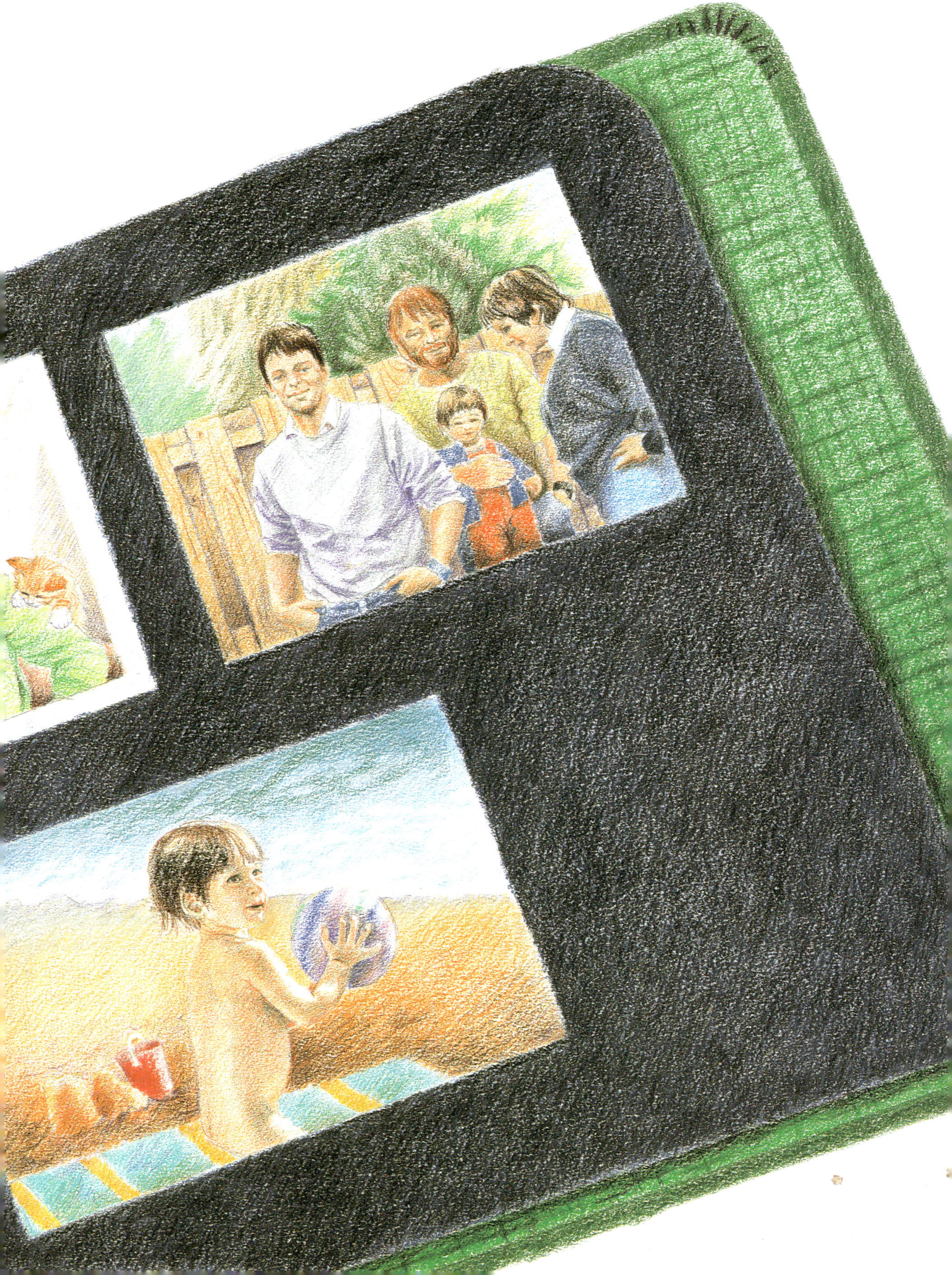

Als ich noch kleiner war, trug er mich auf den Schultern herum; und er hat mir oft Sachen geschenkt. Er war mein ganz besonderer Freund.

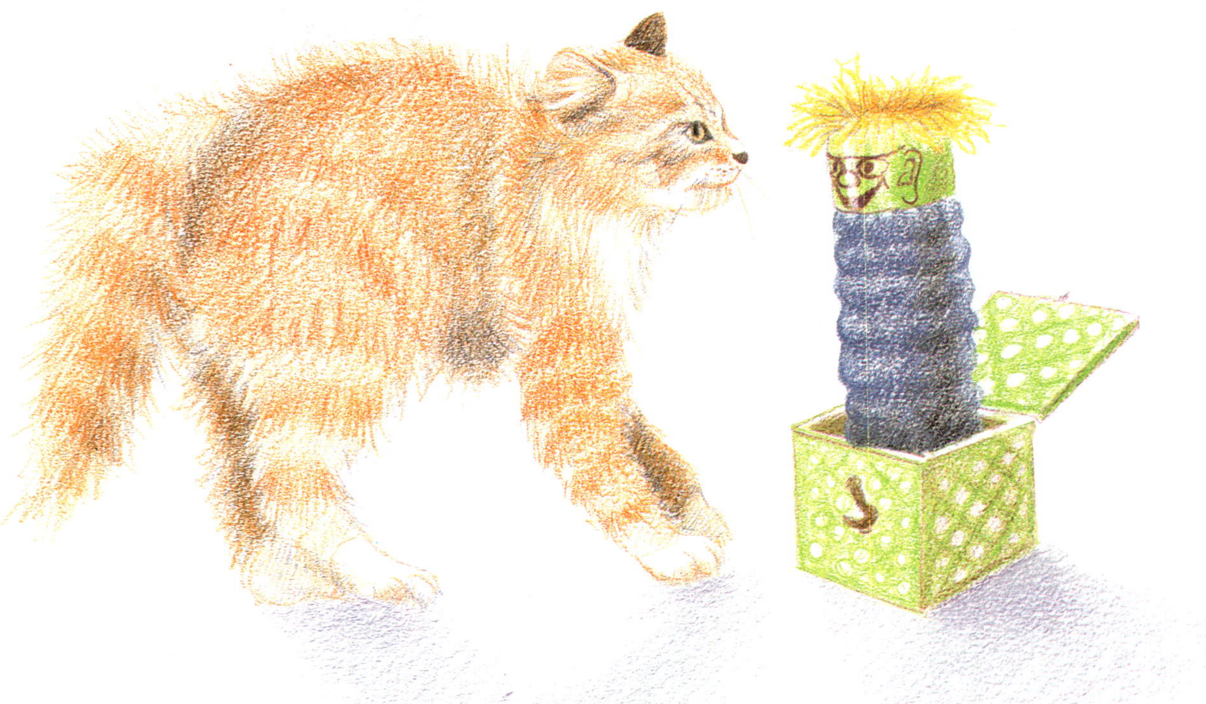

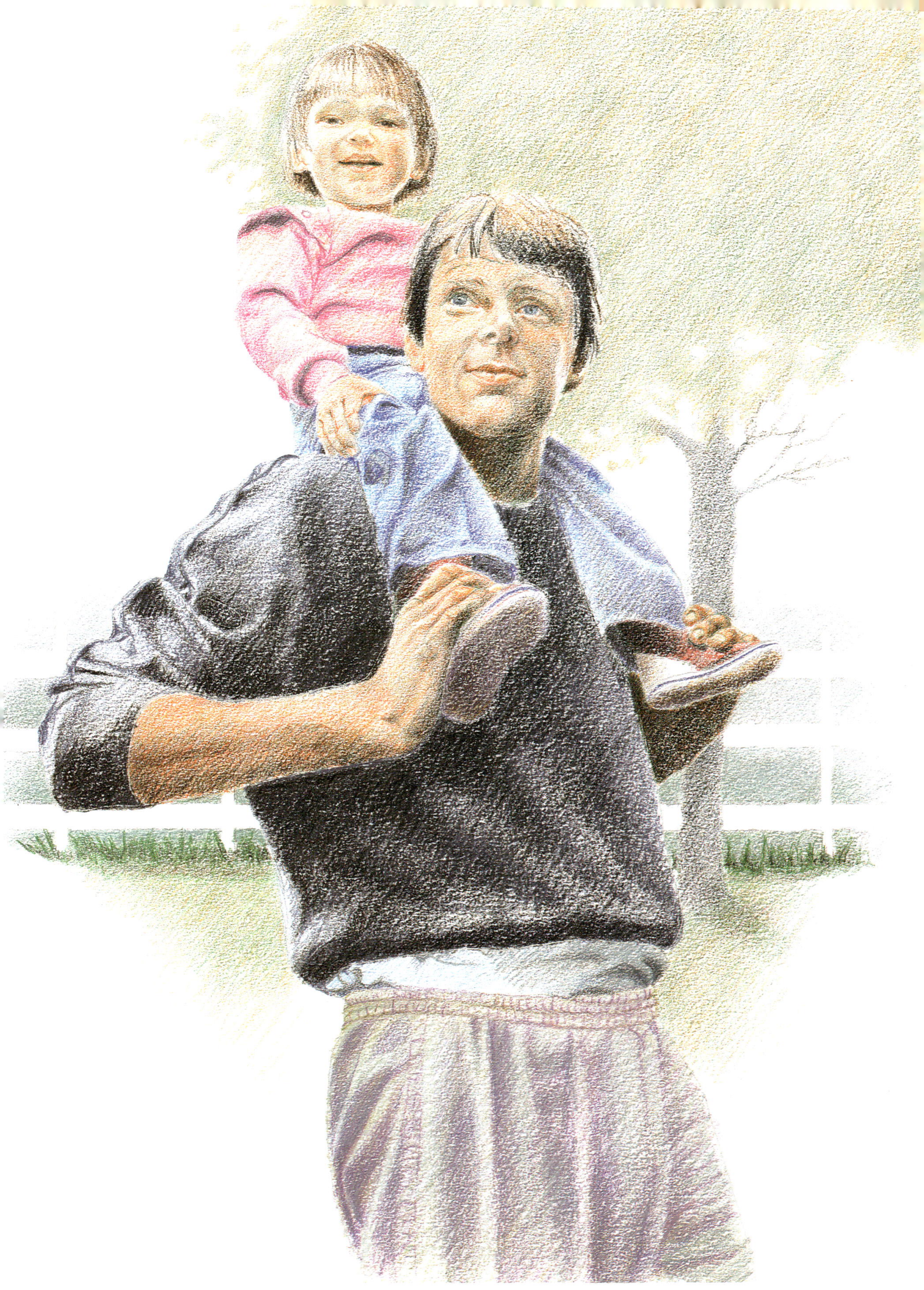

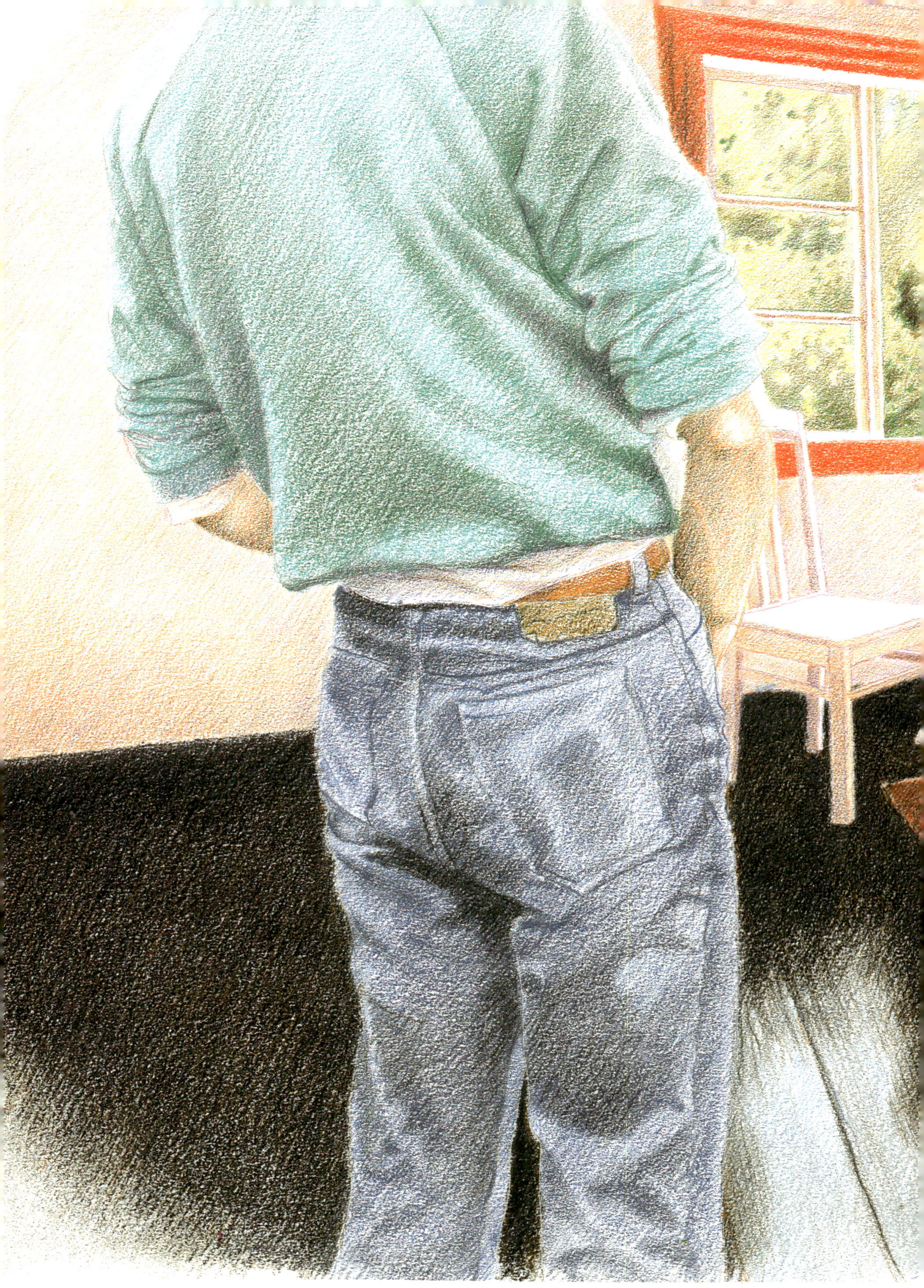

Aber eines Tages tat er etwas Komisches.
Wir waren in seinem Zimmer, und da machte er auf einmal seine Hose auf.
Er fragte, ob ich seinen Pimmel sehen wollte.

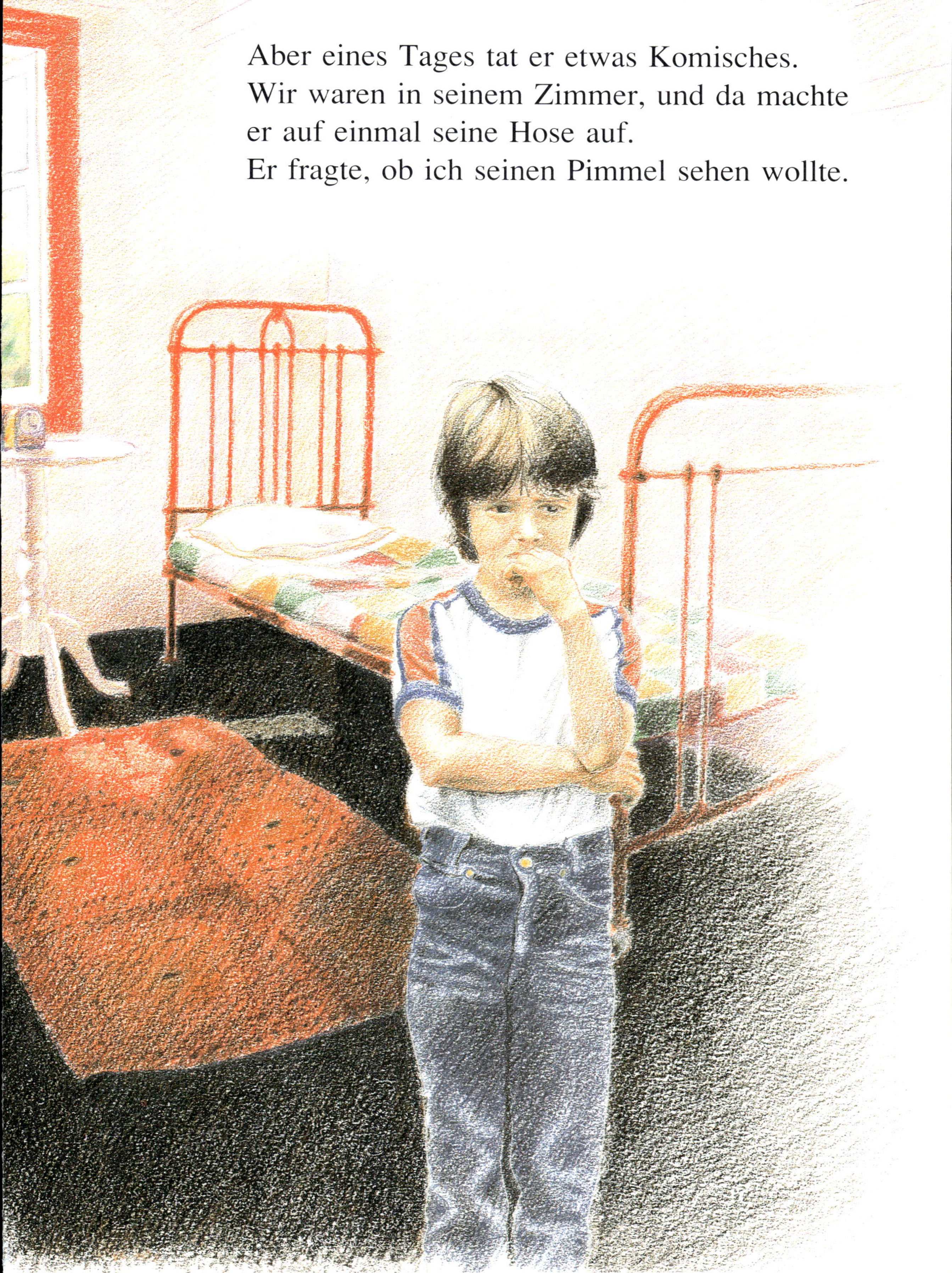

Ich fand das ziemlich blöd, aber sagen wollte
ich auch nichts.
»Erzähl's ja nicht deiner Mutter«, sagte mein Onkel.
Das fand ich noch blöder, aber ich mußte es ihm
versprechen; und Versprechen muß man halten,
das ist klar.

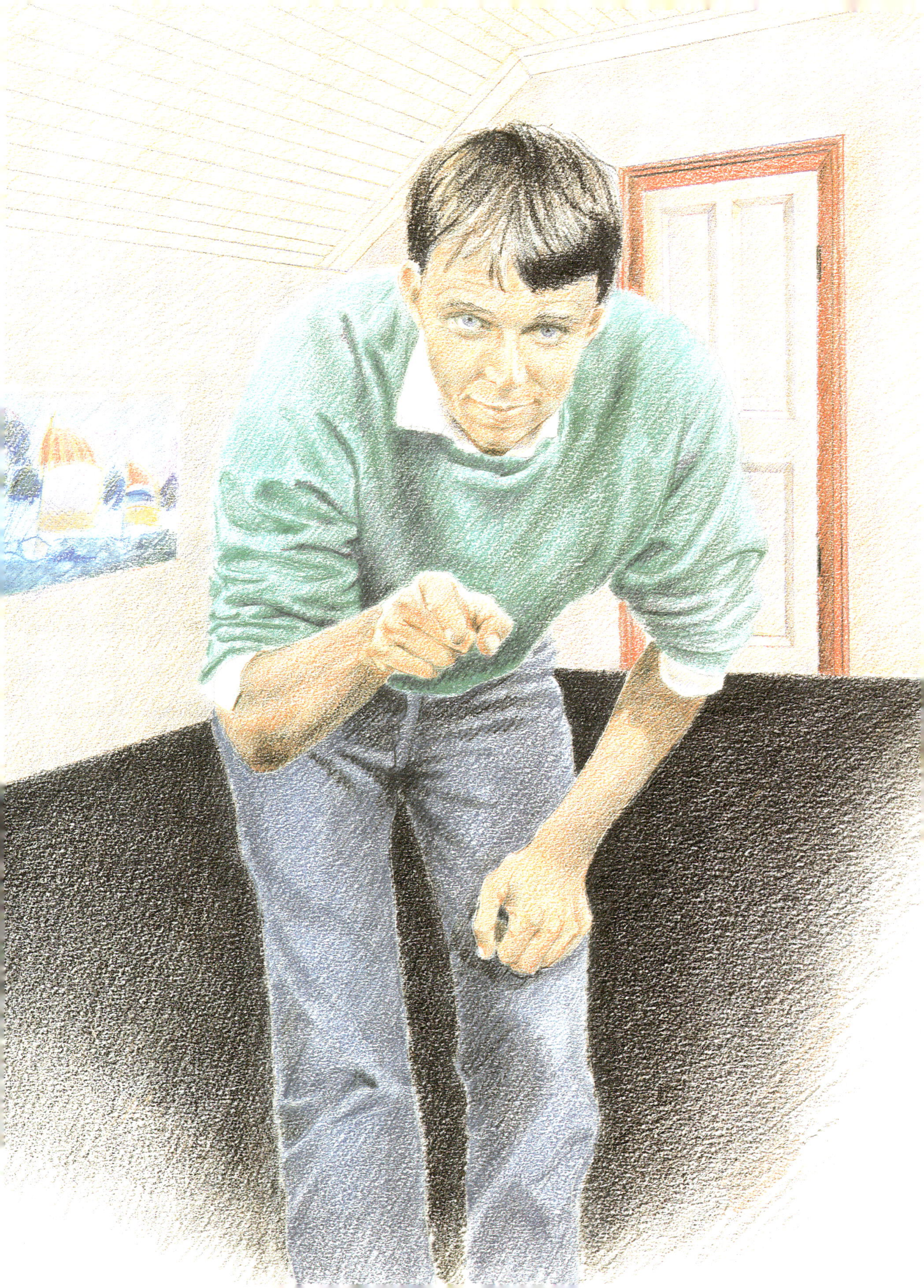

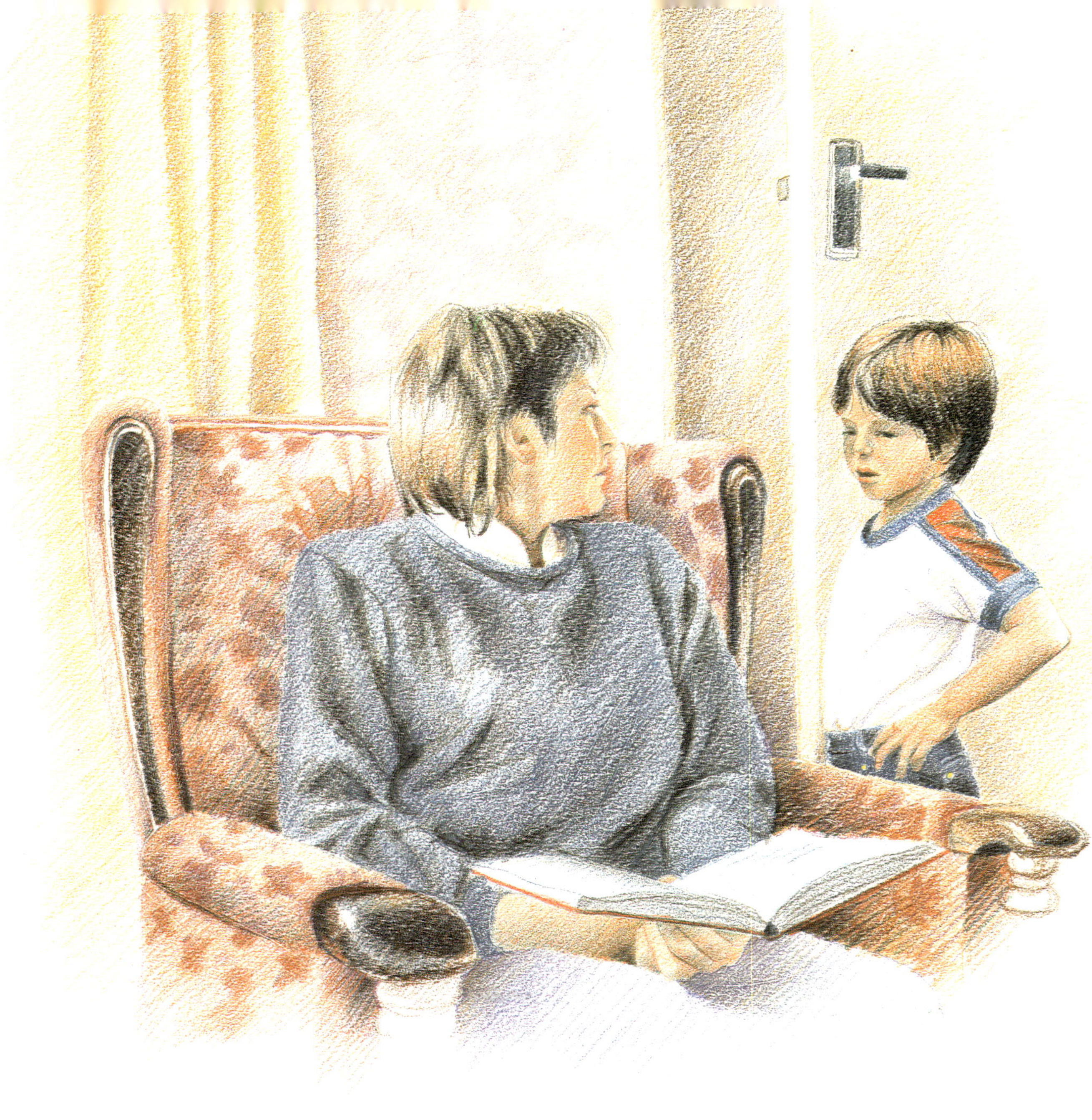

Ein anderes Mal fragte er, ob er seine Hand in meine Hose stecken dürfte.
Das ging mir dann doch zu weit.
»Kommt nicht in Frage«, sagte ich, ging zu Mama und erzählte ihr alles.

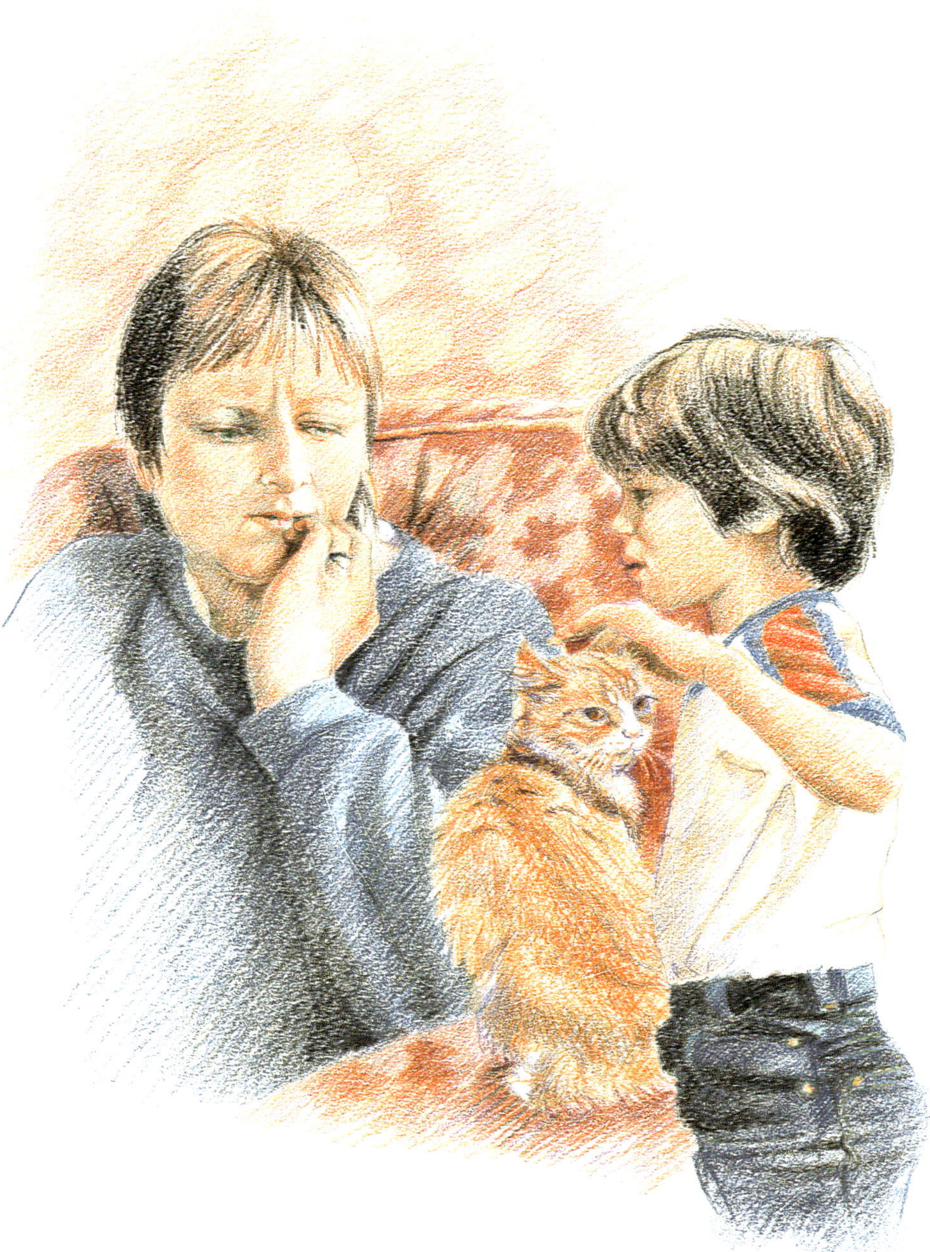

Mama war sehr froh, daß ich es ihr gesagt hatte.
Und ich merkte, daß sie auf Onkel Peter richtig böse war.
»Papa und ich werden heute abend mit ihm darüber reden«, sagte sie. »So etwas darf er nicht tun.«

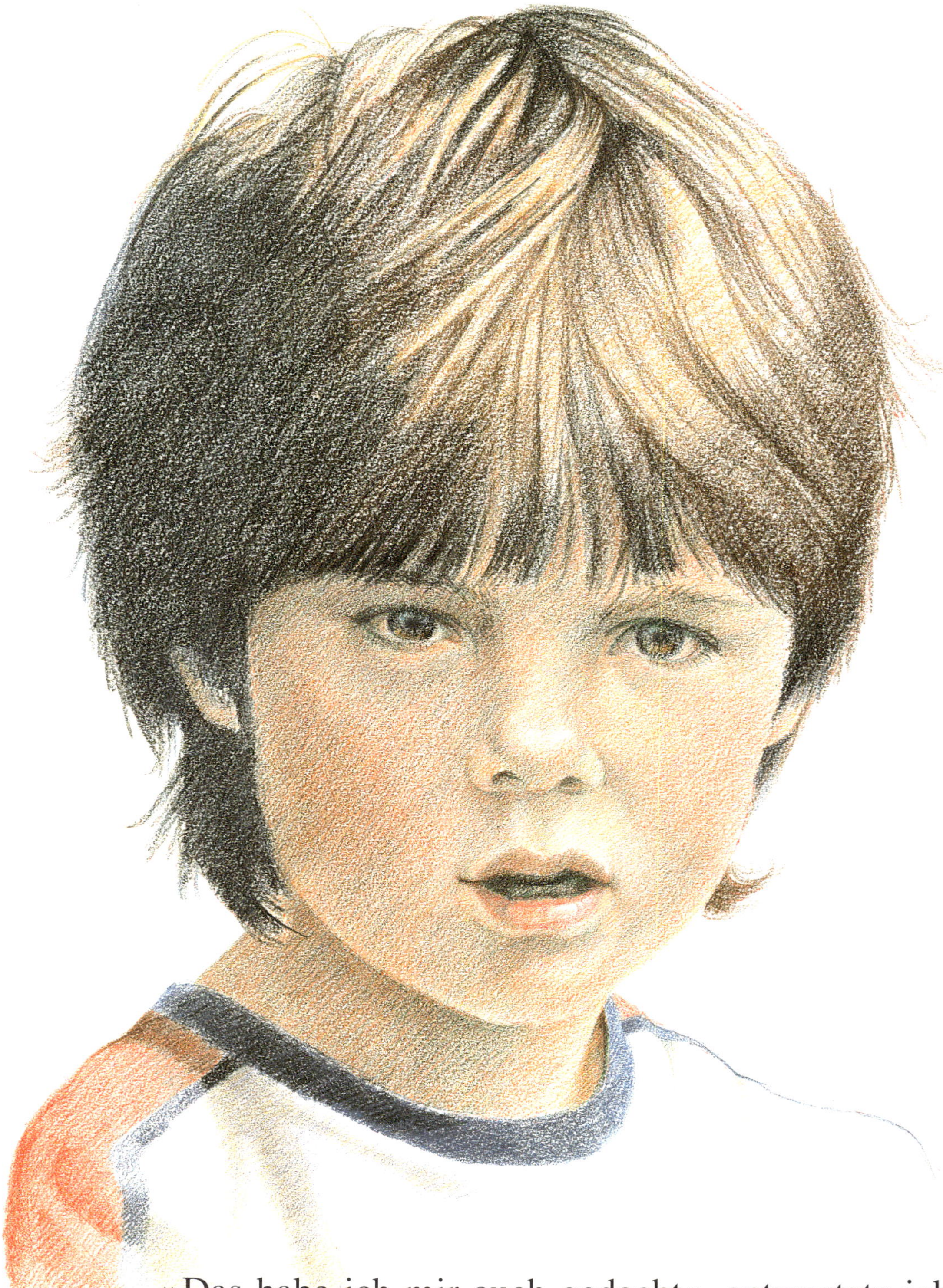

»Das habe ich mir auch gedacht«, antwortete ich.
»Aber ich verstehe eigentlich nicht, warum.
Was ist denn so schlimm an Popos?«

Mama lächelte.
»Natürlich sind Popos nichts Schlimmes. Aber es gibt Sachen, die man machen kann, und andere, die man eben nicht machen kann.«

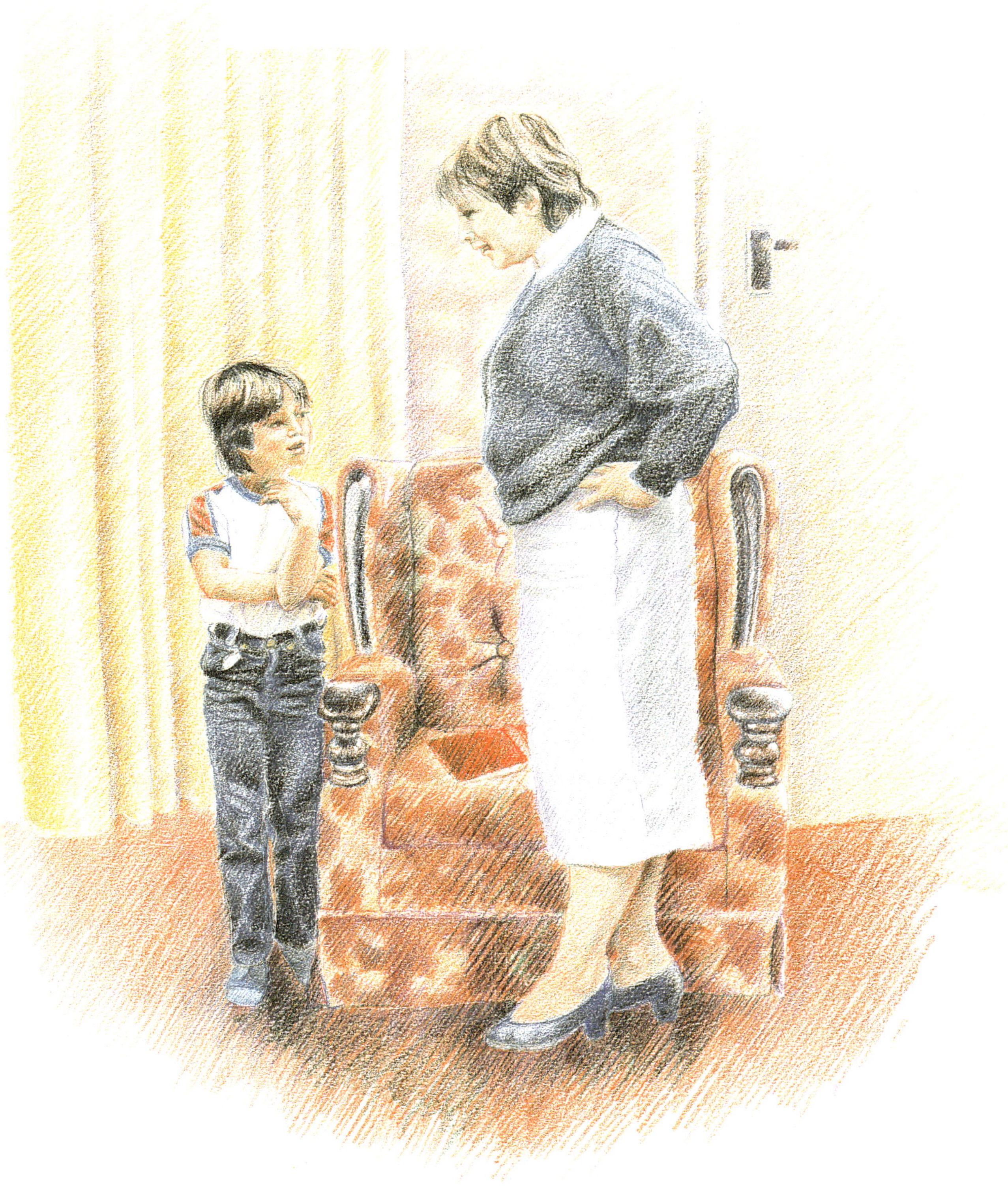

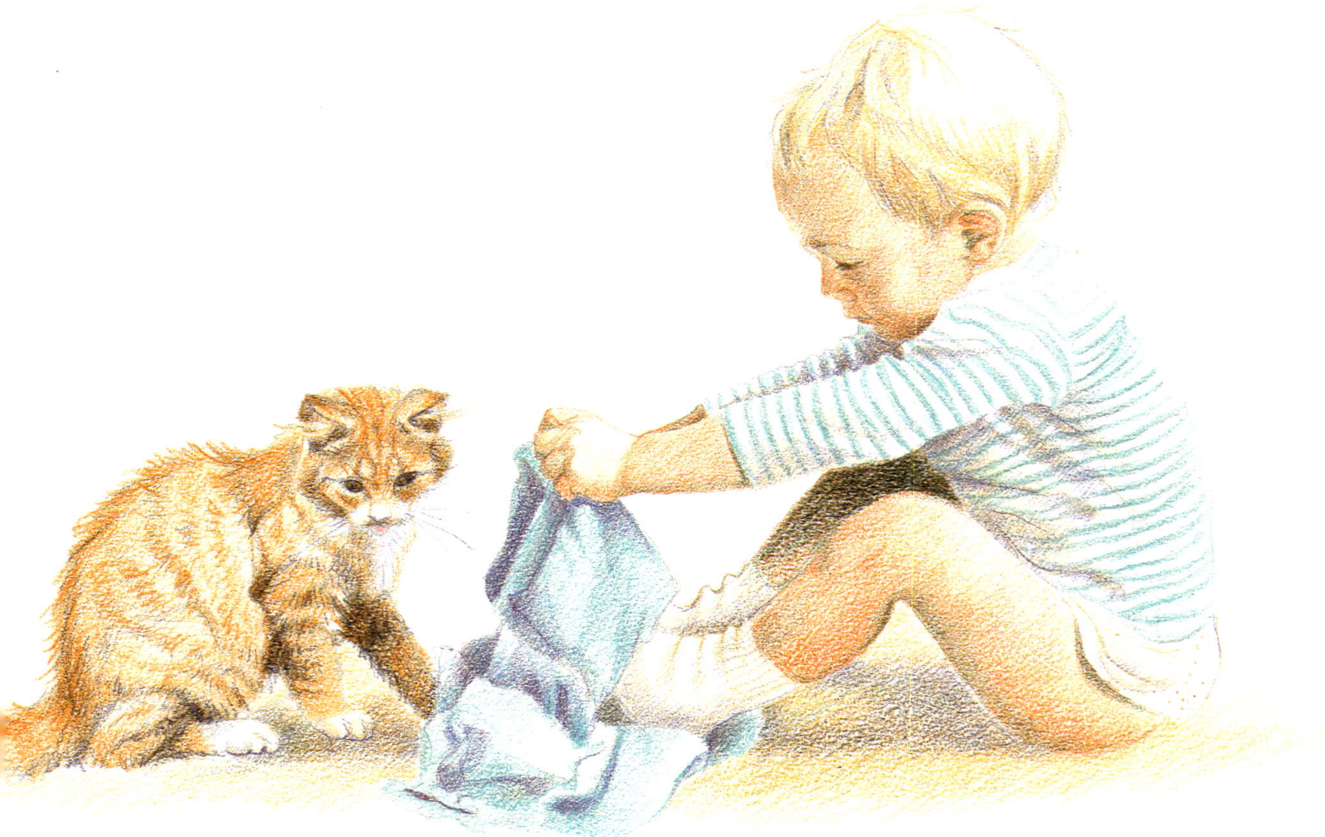

»Weißt du noch, wie Daniel klein war?« fragte sie. »Da hat er immer die Hose ausgezogen und seinen nackten Po hergezeigt. Er fand es ungeheuer lustig und alle anderen auch.«

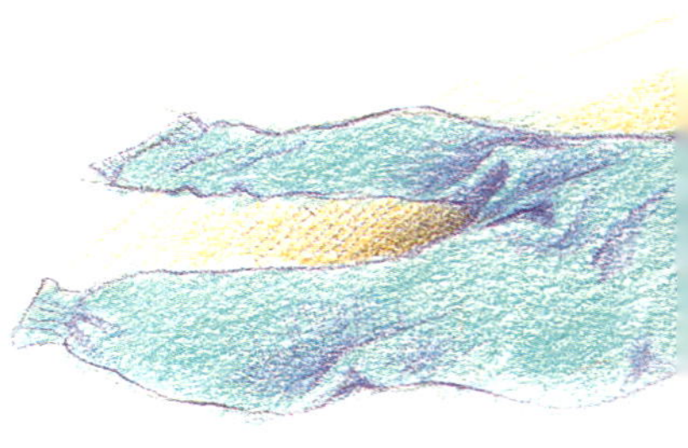

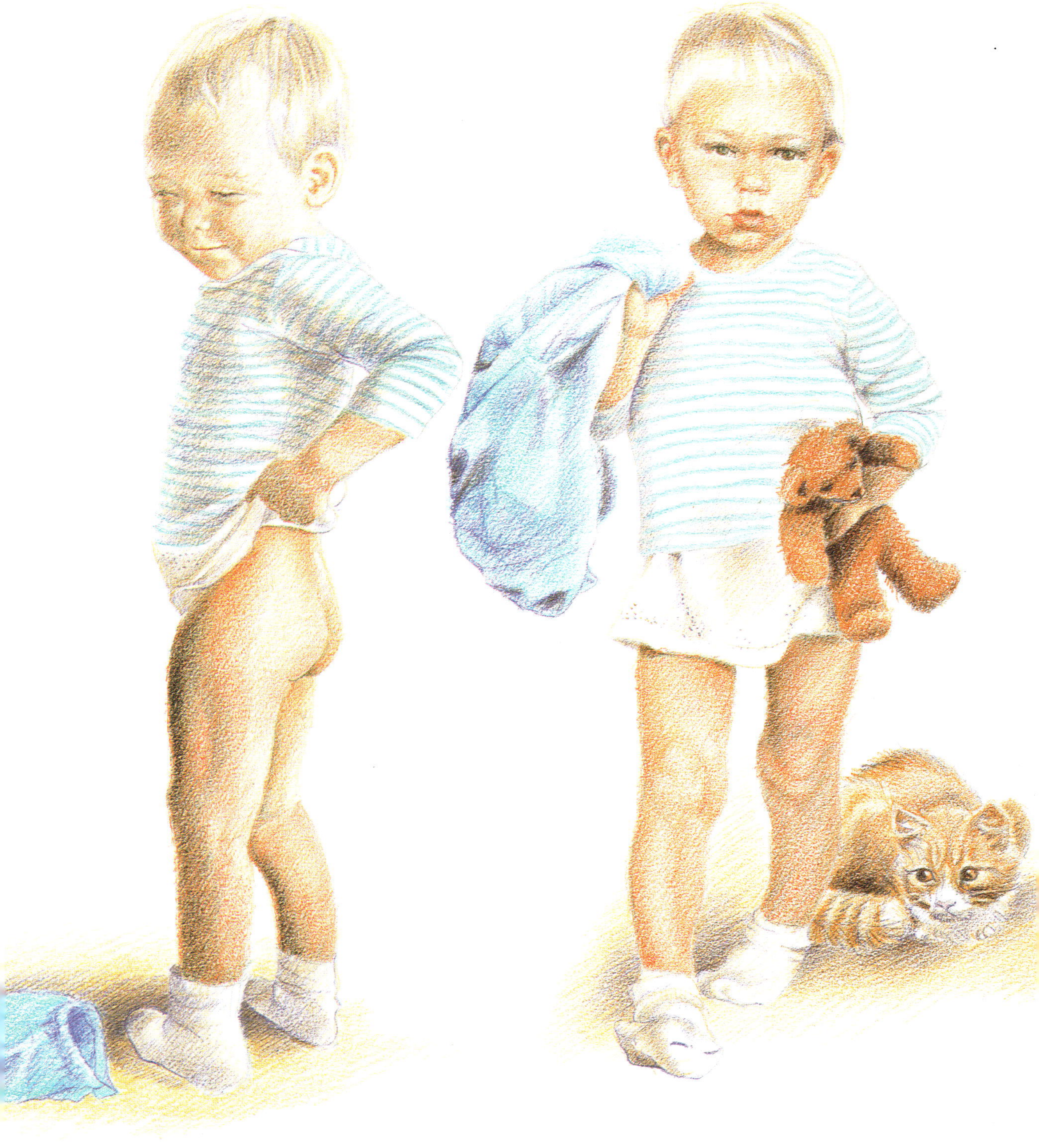

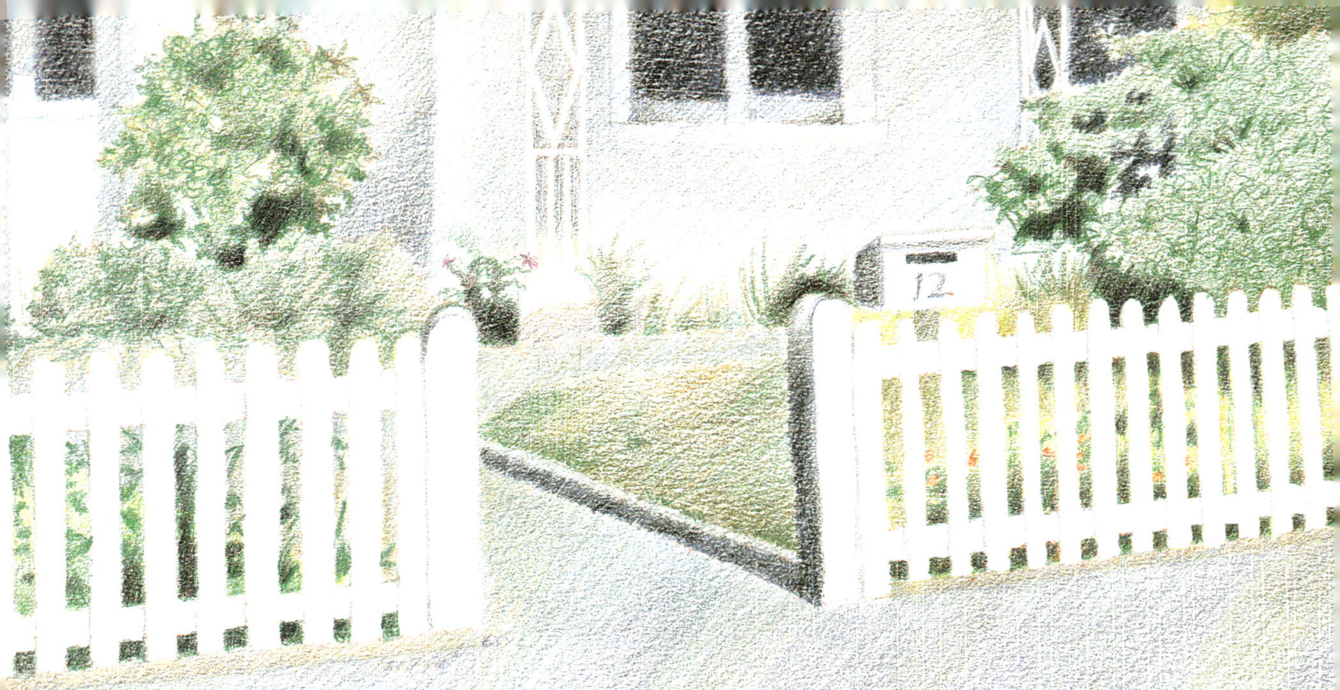

»Und erinnerst du dich noch, wie du
bloß mit Sonnenhut und Gummistiefeln
zum Kaufmann gegangen bist?
Das war auch in Ordnung.
Wir haben dich sogar fotografiert,
als du zurückkamst.«

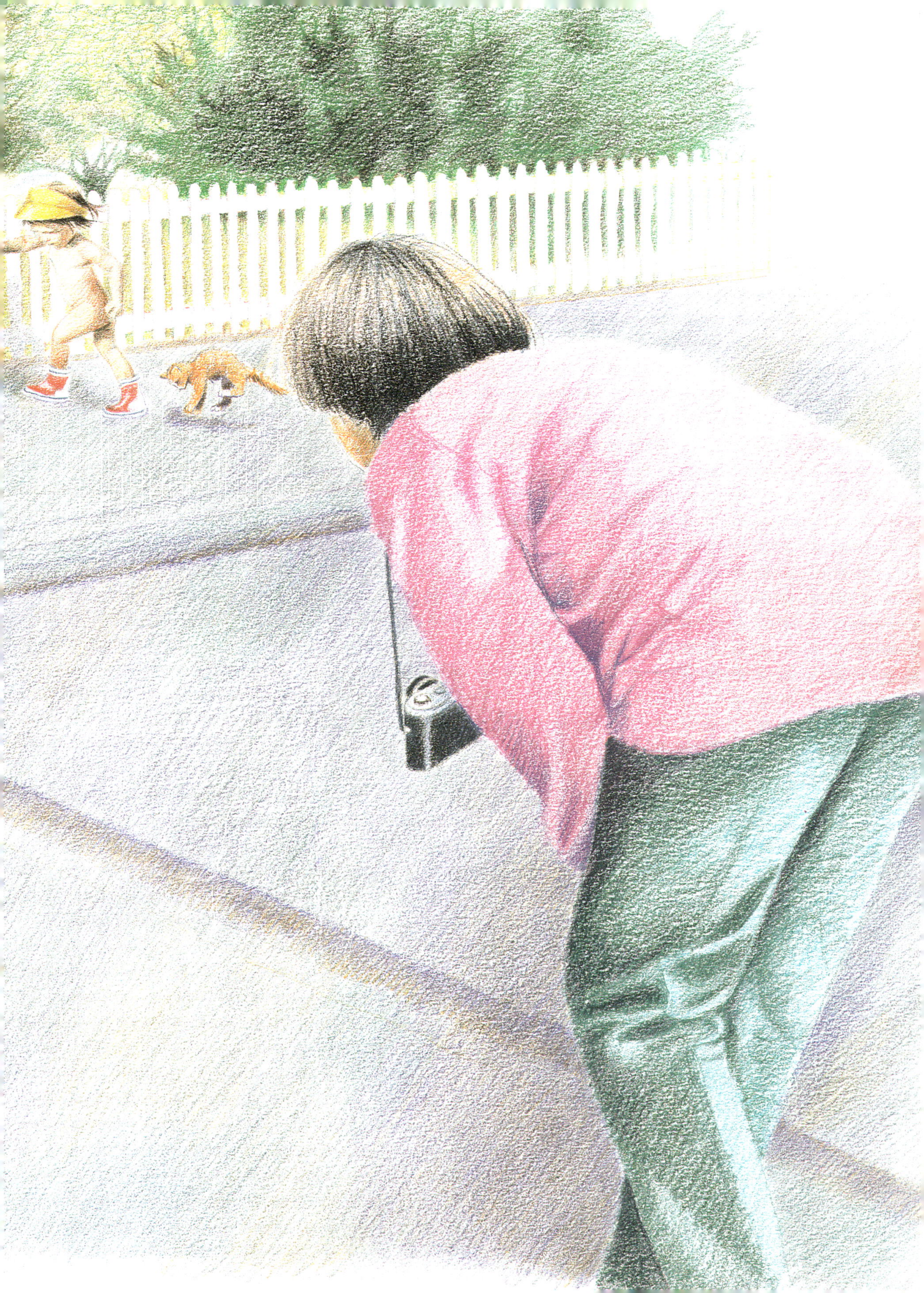

»Aber seitdem seid ihr beide älter geworden. Ihr habt gelernt, daß sich manches ändert, wenn man älter wird. Jetzt würdest du nicht mehr pudelnackt auf der Straße herumrennen, oder?«

»Natürlich nicht!« antwortete ich.

»Na also!« sagte Mama. »Und dasselbe gilt auch für Onkel Peter. Er weiß ganz genau, daß er vor Kindern seinen Po nicht herzeigen soll und keine Sachen von ihnen verlangen darf, die sie nicht mögen.«

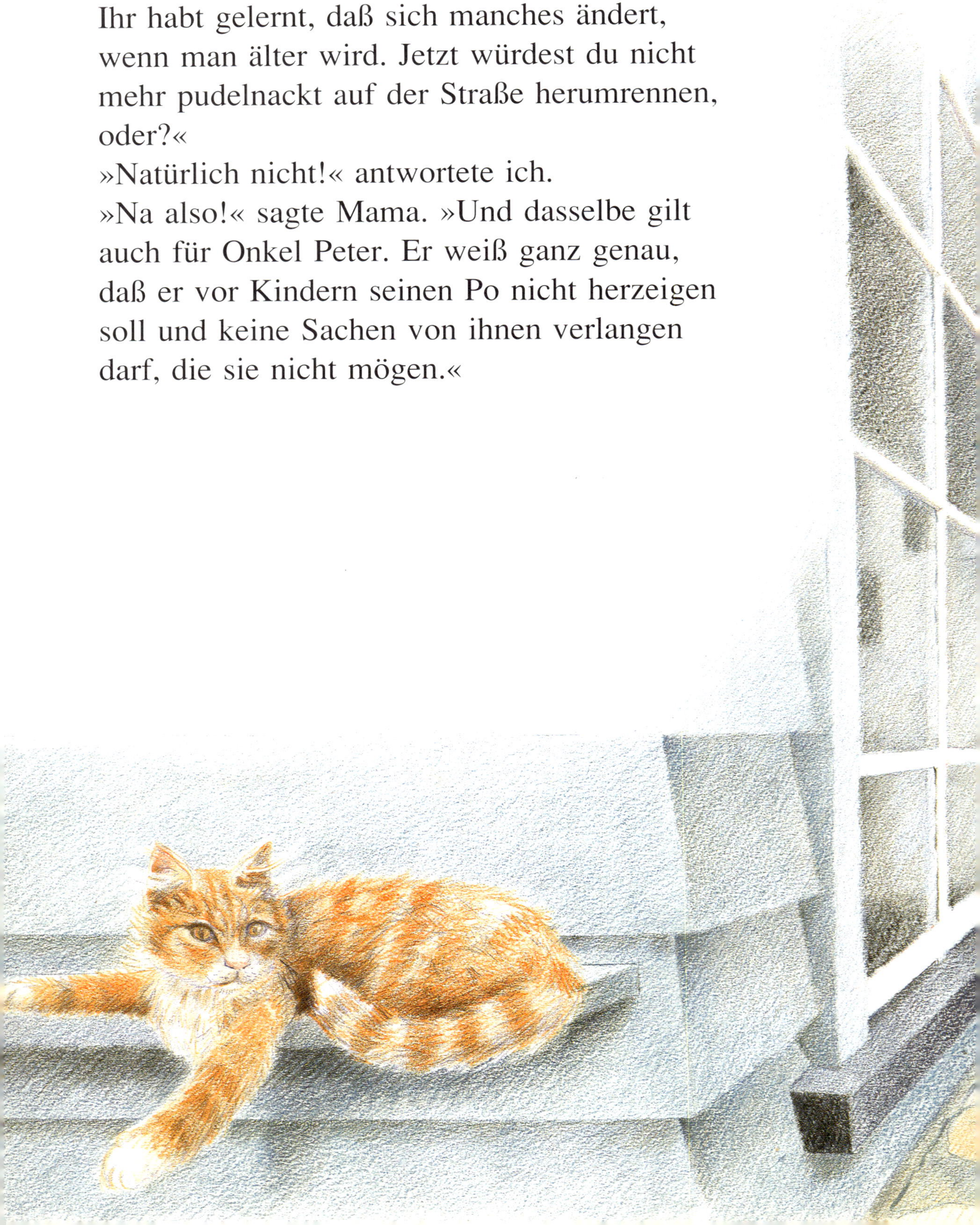

»Vielleicht weiß er das nicht«, sagte ich.

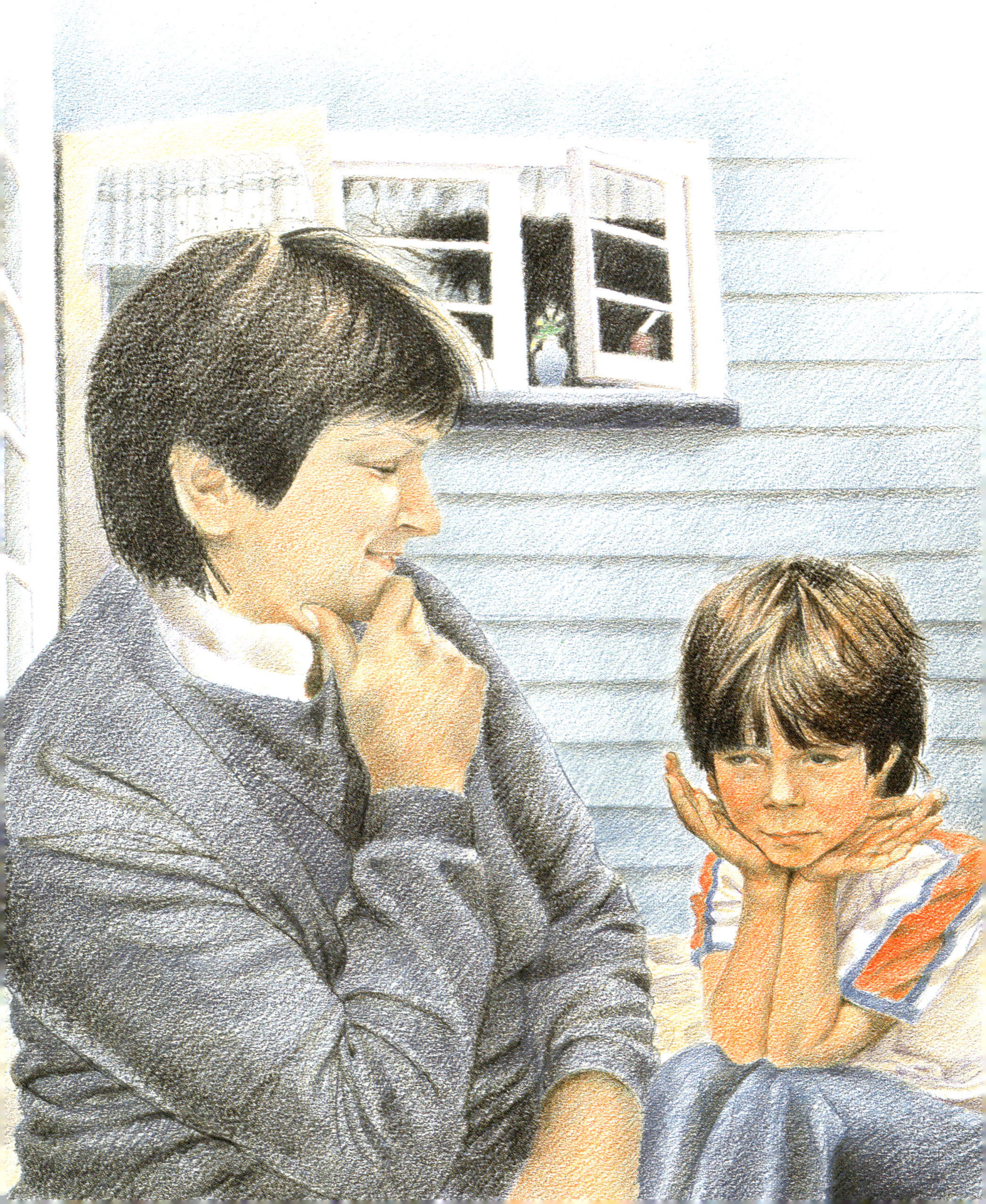

»Aber sicher weiß er das!« sagte Mama. »Deshalb hat er ja auch gewartet, bis du allein warst. Wenn wir alle im Wohnzimmer waren und ferngesehen haben, hat er seine Hose nie runtergezogen, oder?«

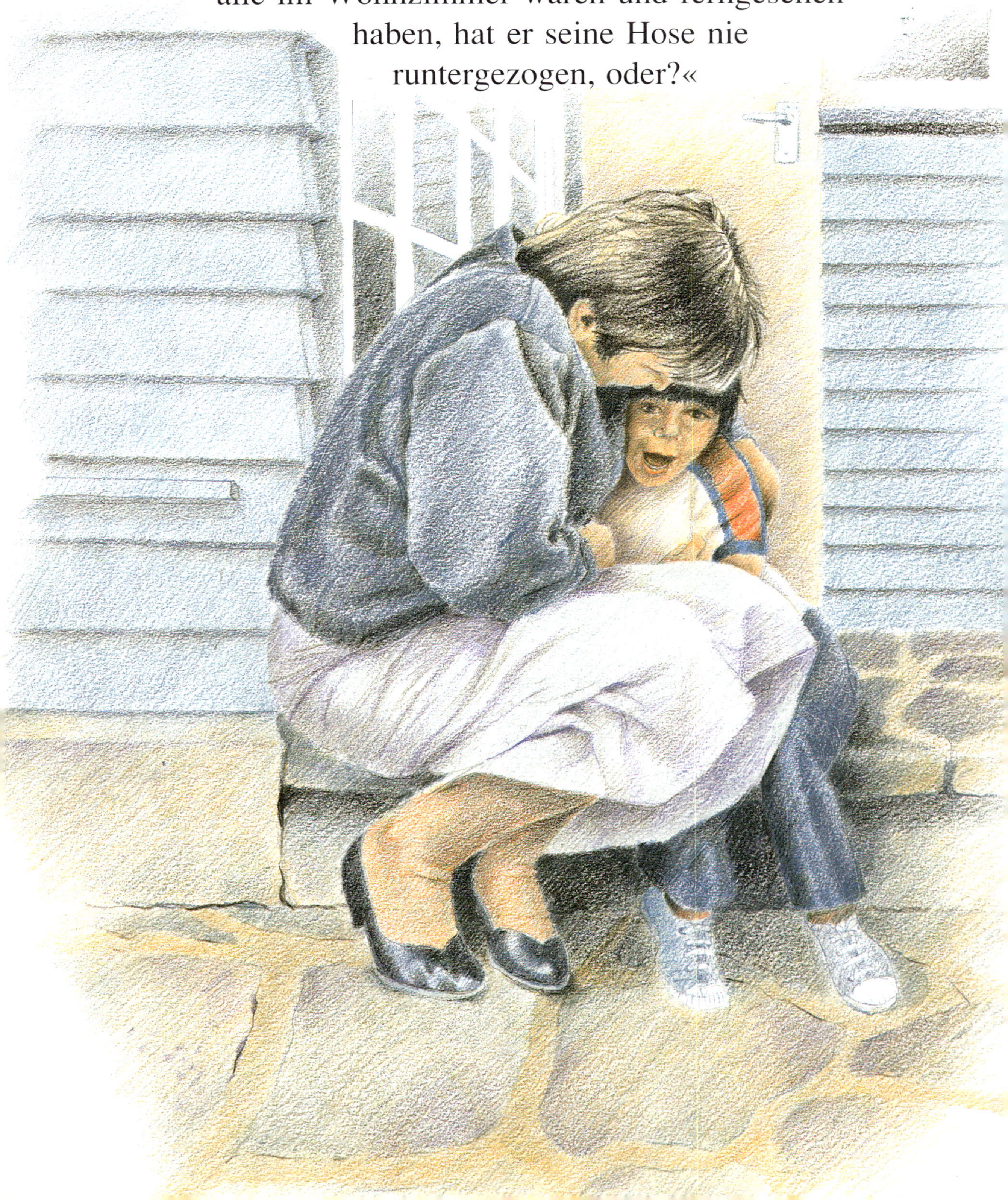

»Nein«, lachte ich. »Wahrscheinlich mußte ich ihm deshalb versprechen, es dir nicht zu sagen.«
»Genau«, sagte Mama. »Und das ist fast das Schlimmste daran. Versprechen sollte man nicht für solche Sachen mißbrauchen – schon gar nicht unter Freunden.«

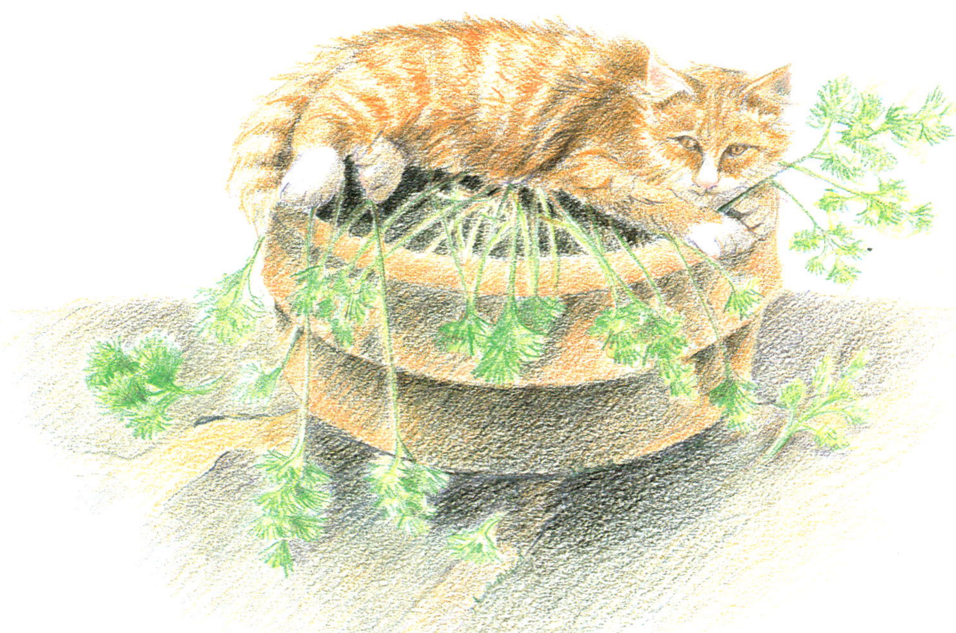

Ich war froh, daß ich es Mama gesagt hatte.
Aber ich machte mir Sorgen, was mit Onkel Peter geschehen würde.

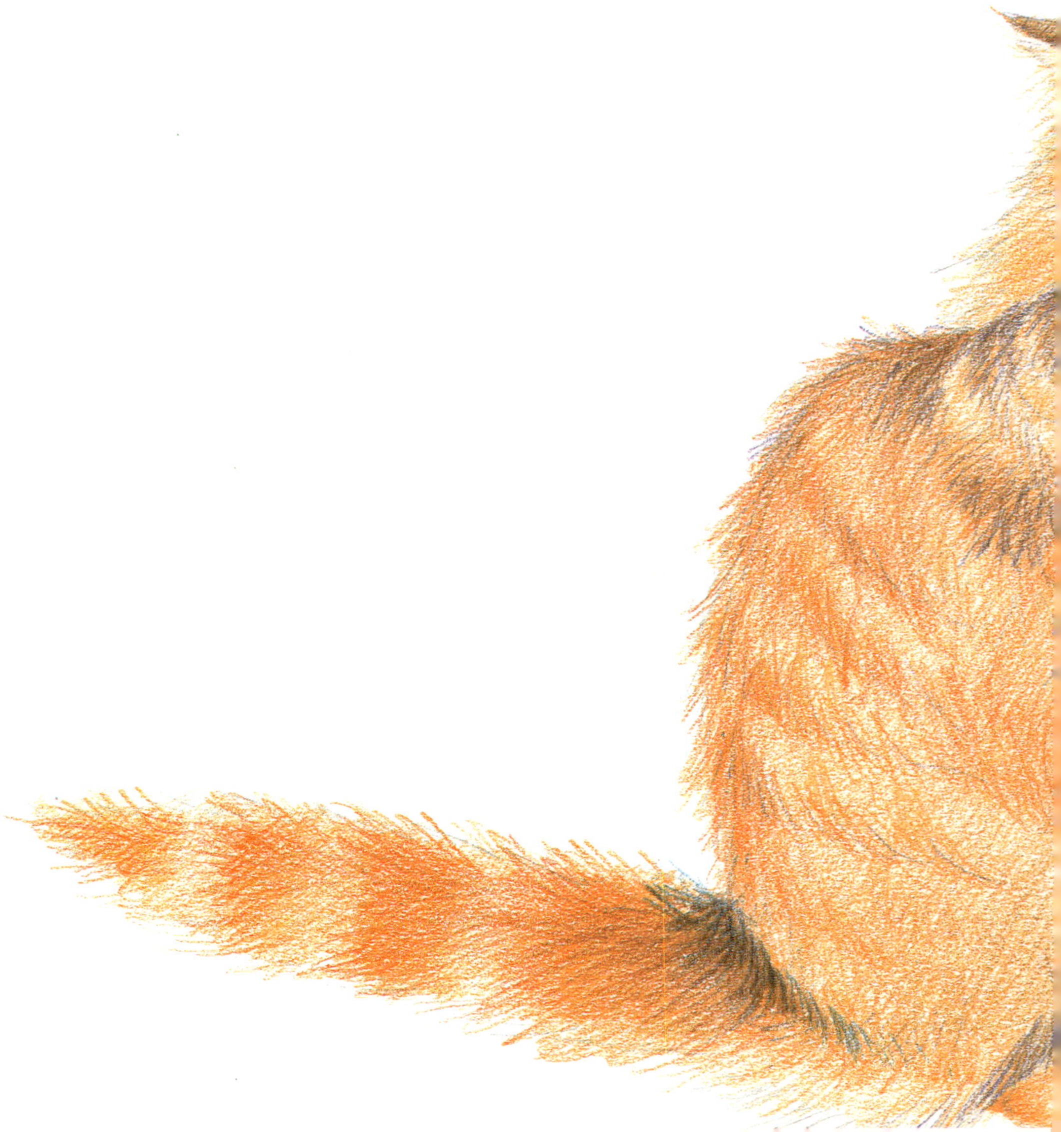

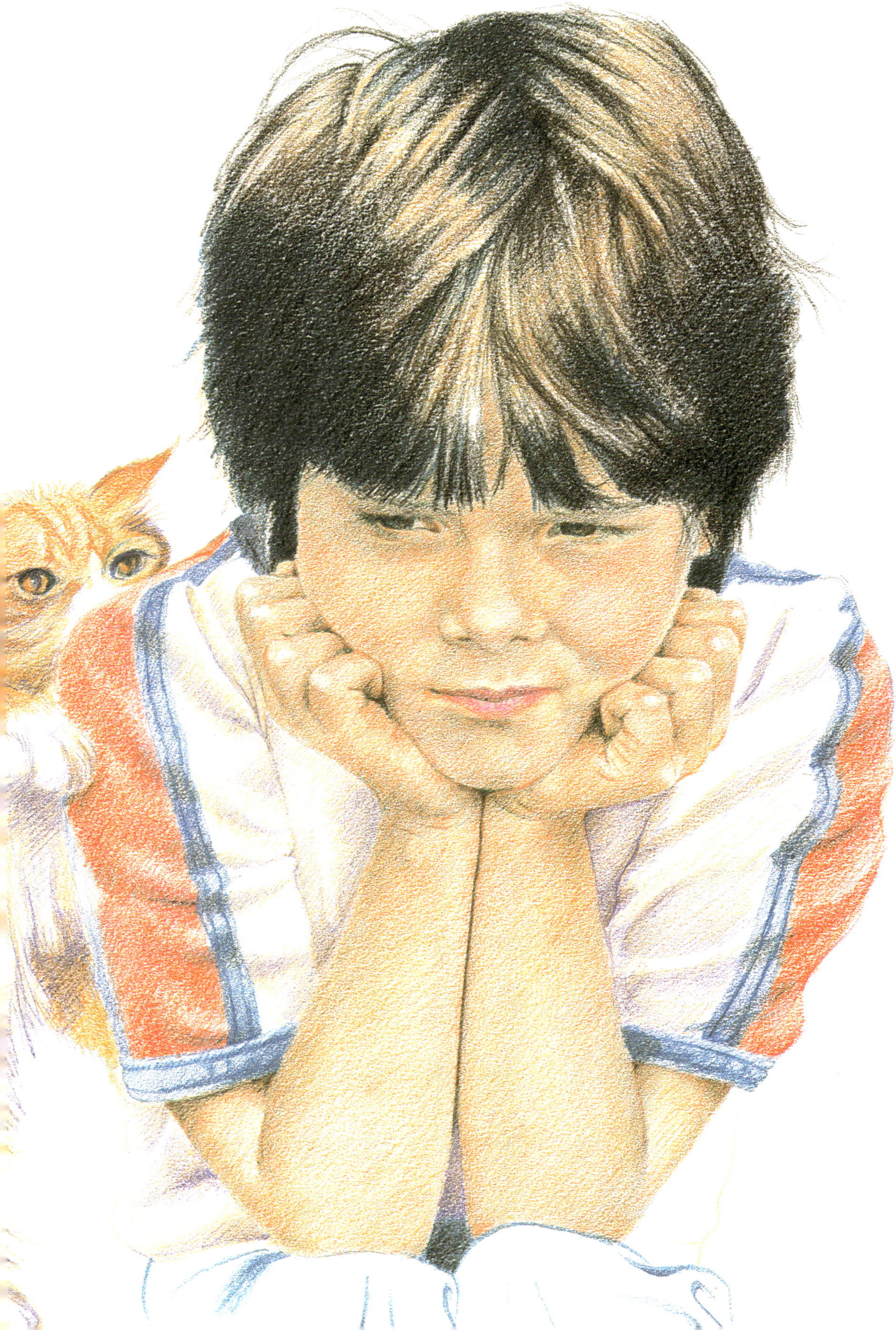

Am Abend ging ich mit Mama ins Zimmer meiner kleinen Schwester.
Lisa stand in ihrem Bettchen und hielt ihren Teddy in der Hand.
Sie lächelte, als wir hereinkamen.

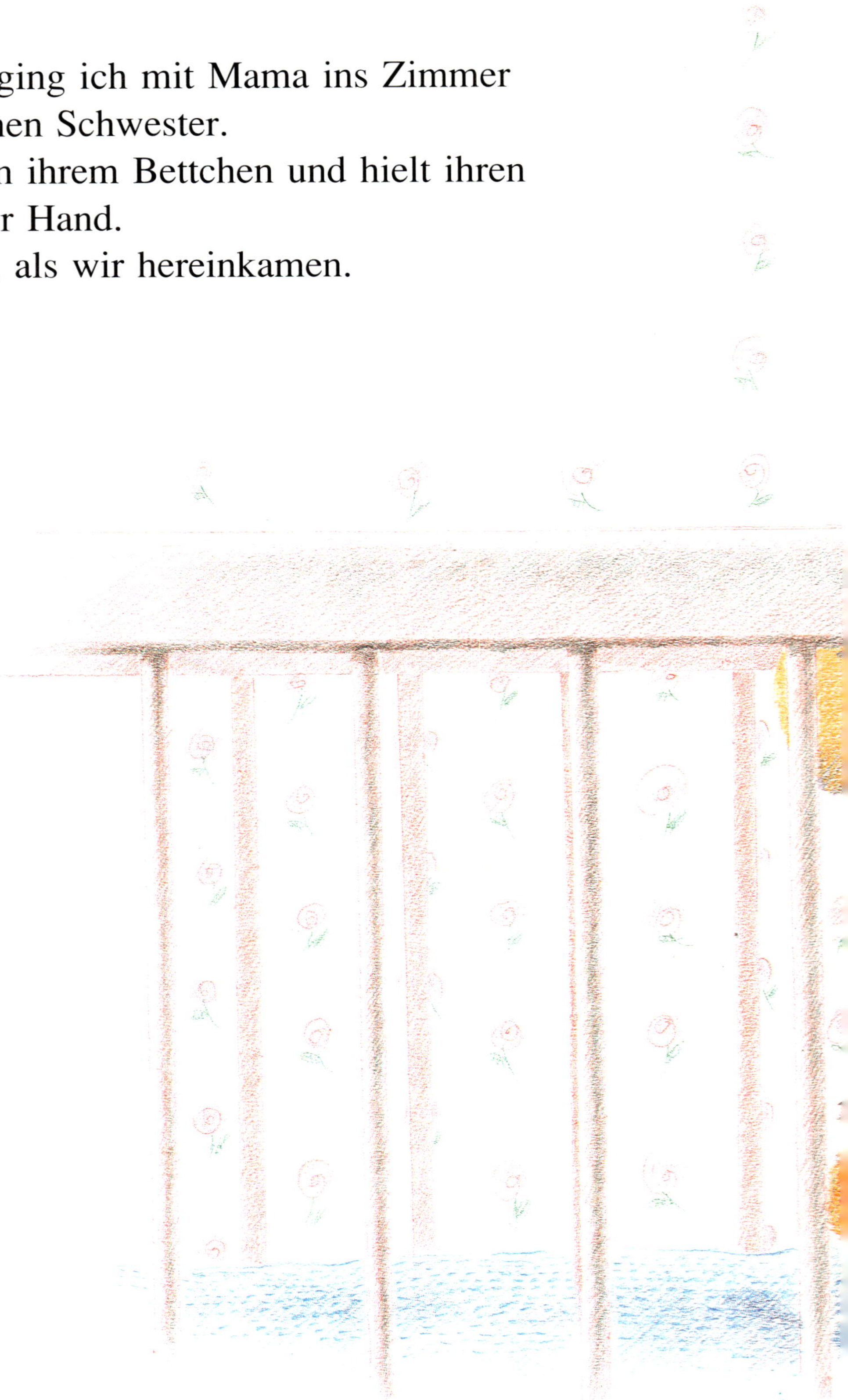

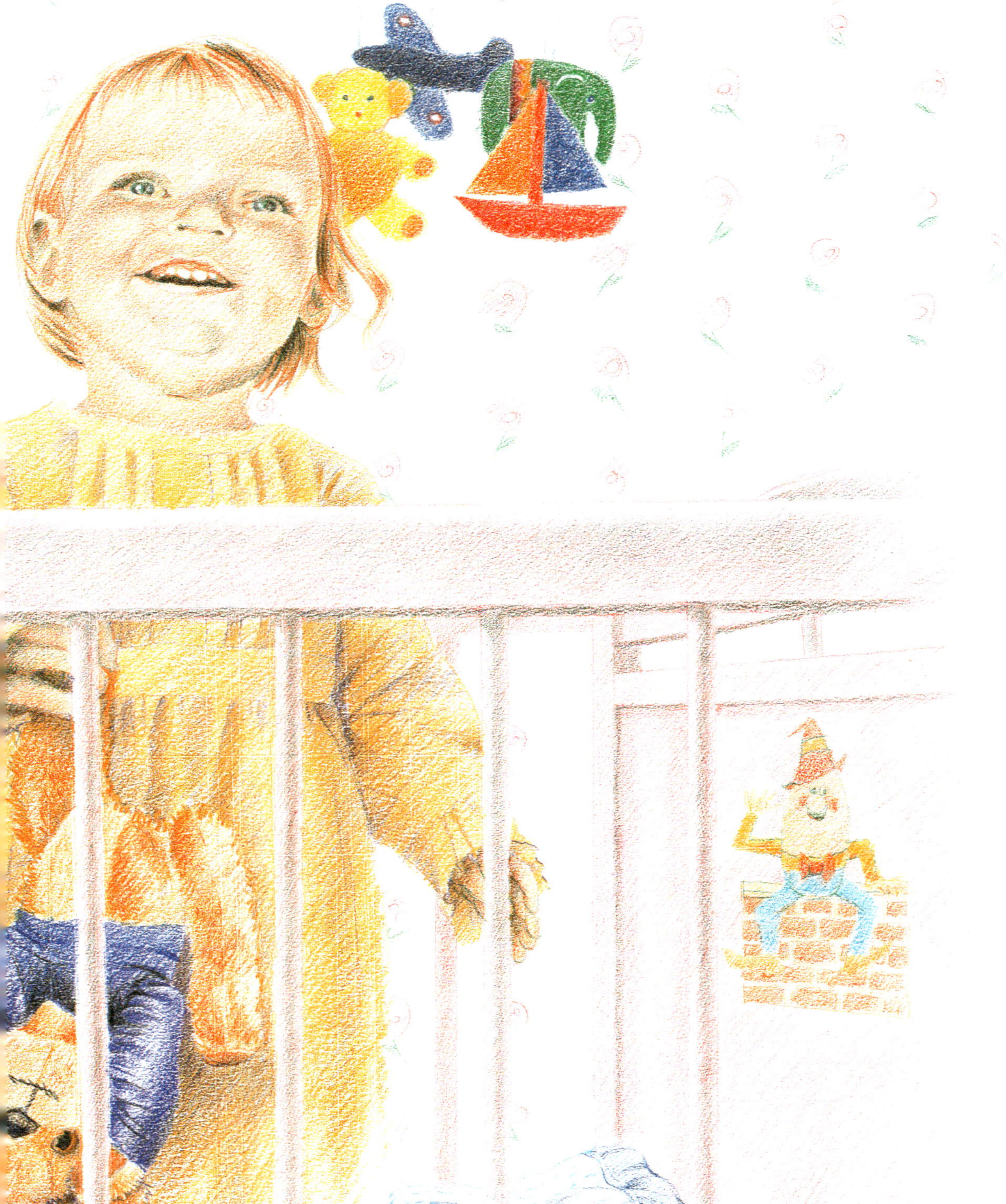

»Was wirst du Onkel Peter sagen?« fragte ich.
»Ich werde ihm sagen, daß es Dinge gibt, die ein Erwachsener nicht von einem Kind verlangen darf«, sagte Mama. »Und ich werde ihm sagen, daß er nicht mehr bei uns bleiben kann.«
Als sie das sagte, wurde ich ein bißchen traurig.

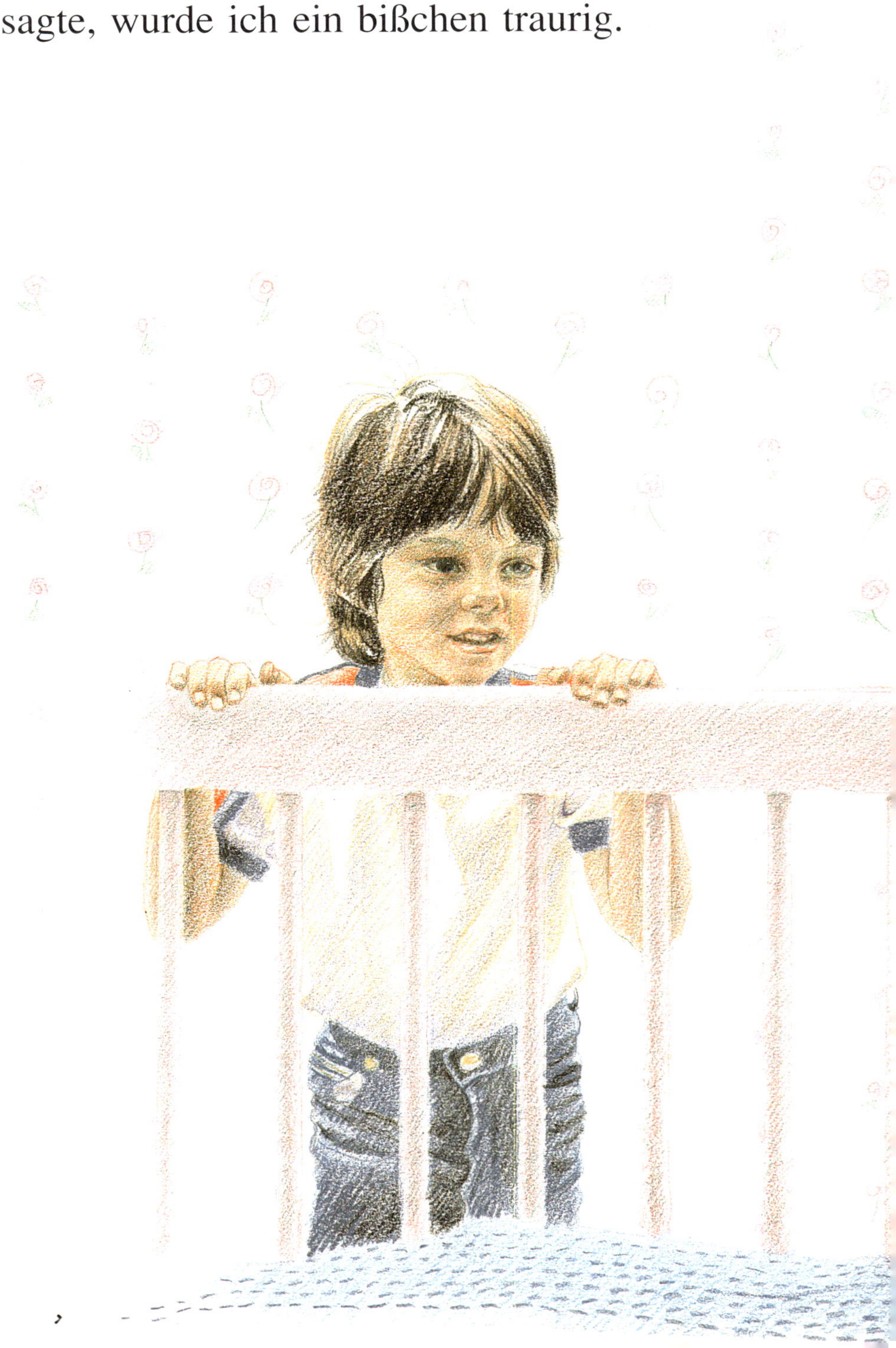

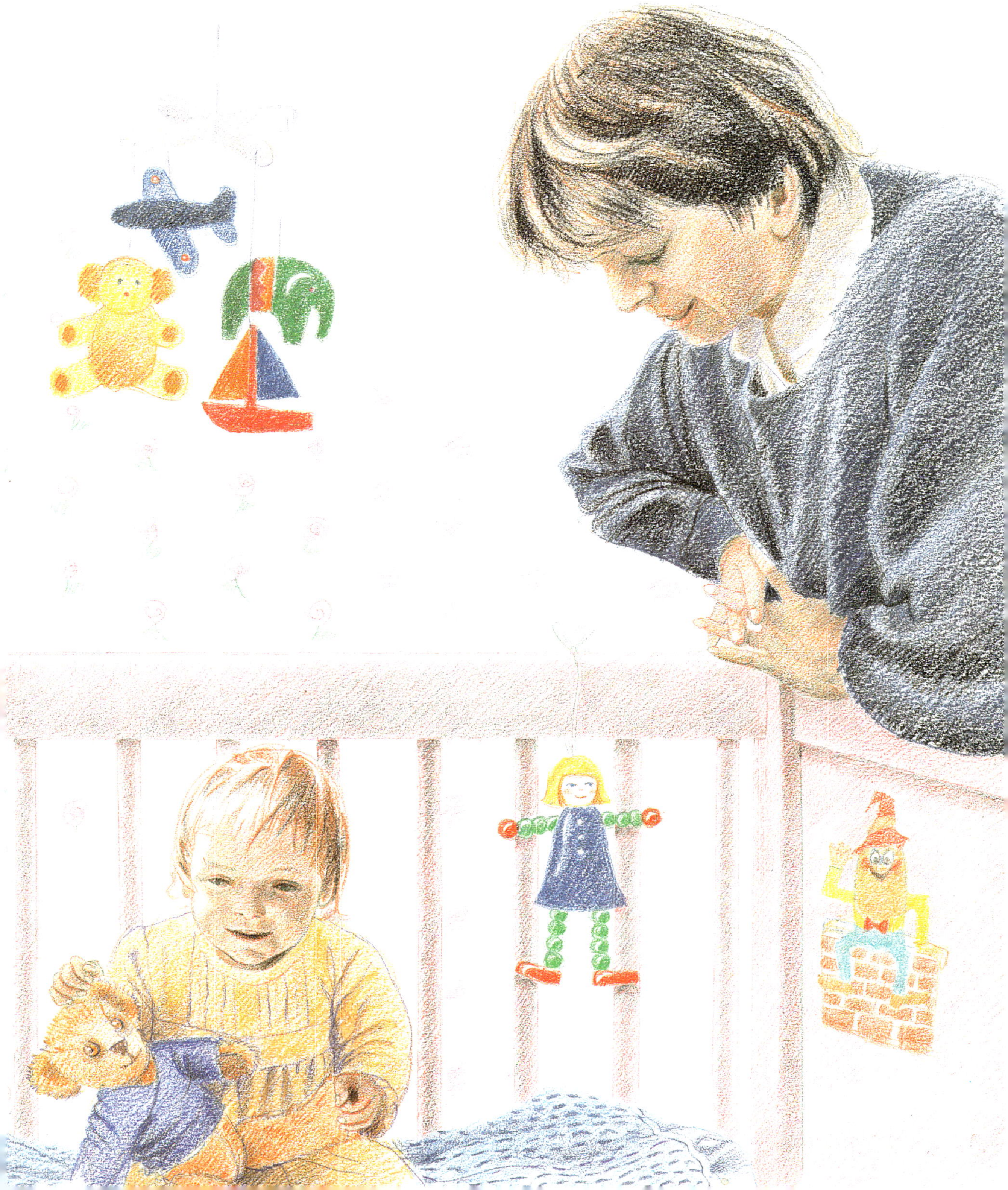

»*Muß* er denn unbedingt fort?« fragte ich.
»Ja«, sagte Mama. »Er braucht Hilfe, um sich zu ändern, und wir können ihm diese Hilfe nicht geben.«
»Wahrscheinlich hast du recht«, sagte ich.

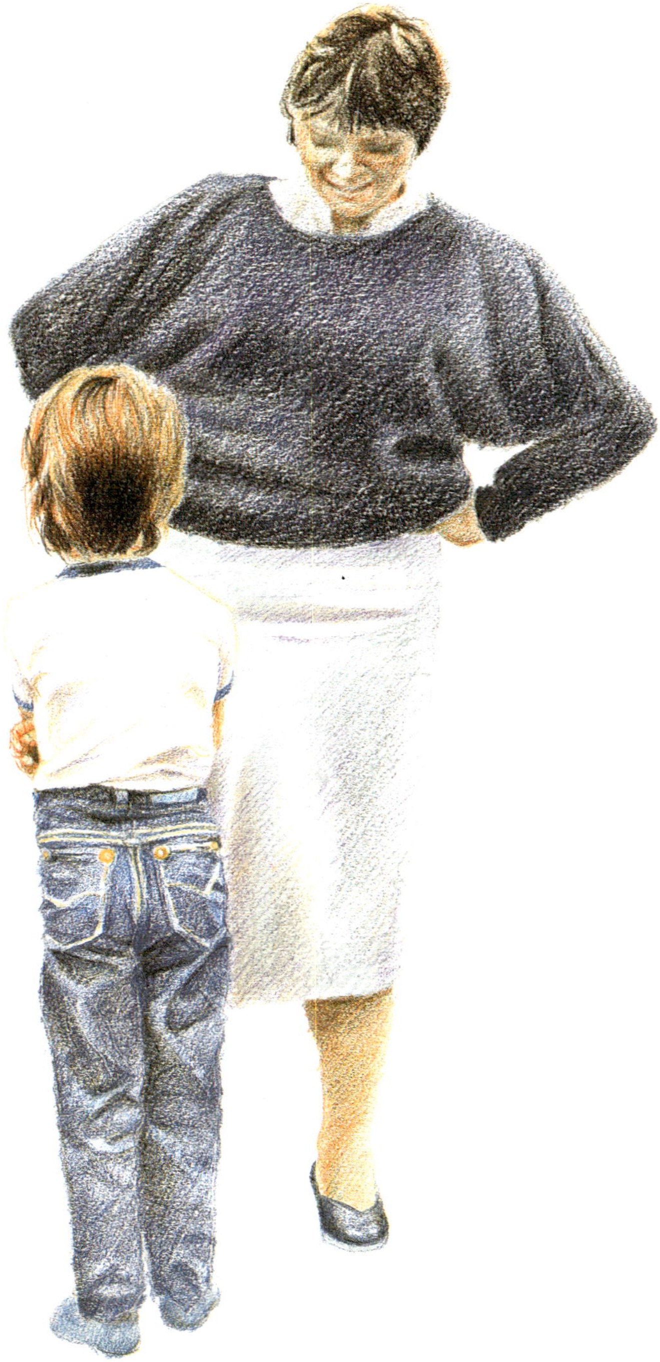

Lisa hüpfte in ihrem Bettchen auf und ab und zupfte an ihrer Windel.
»Mama«, schrie sie. »Bäh!«

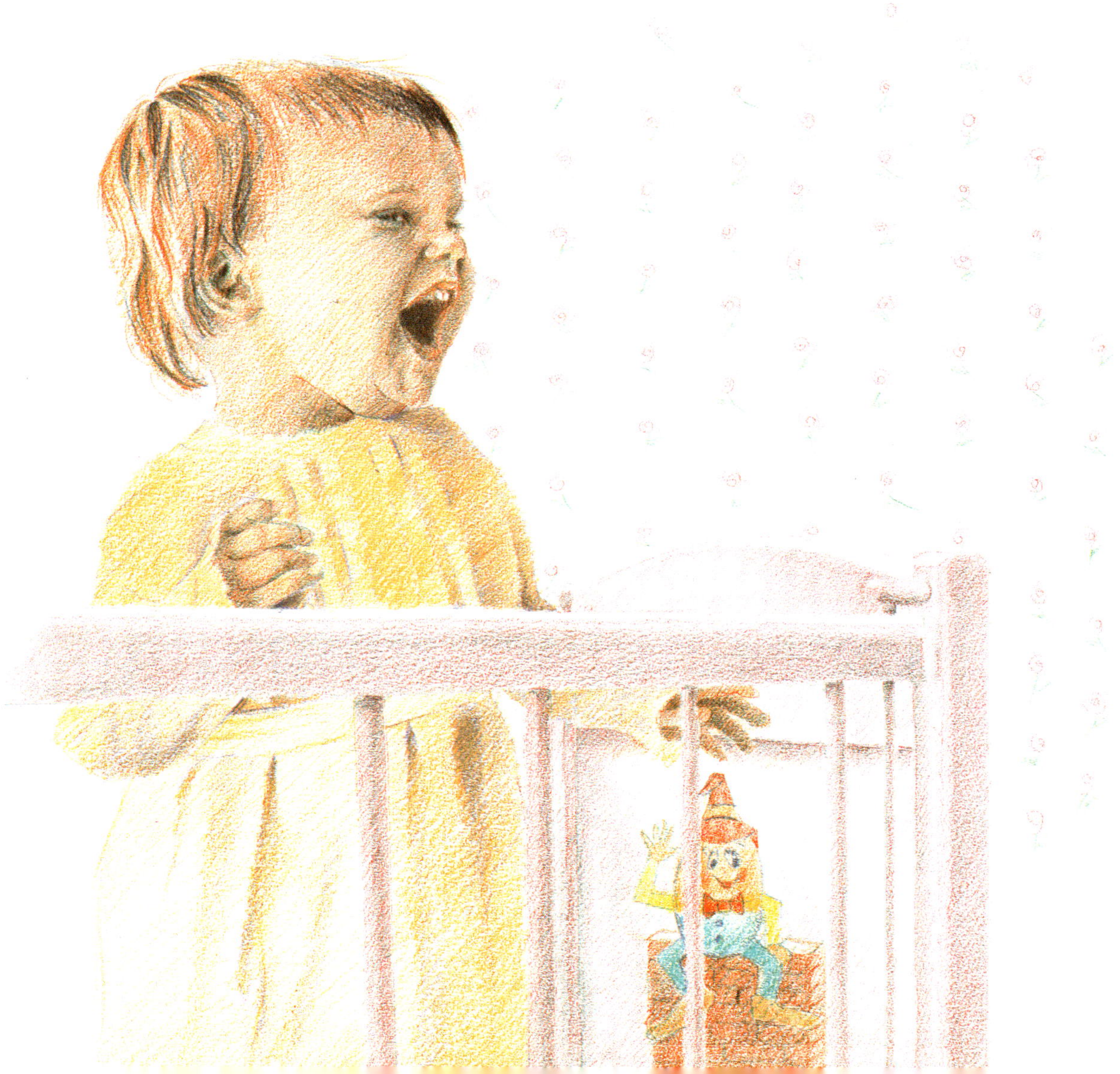

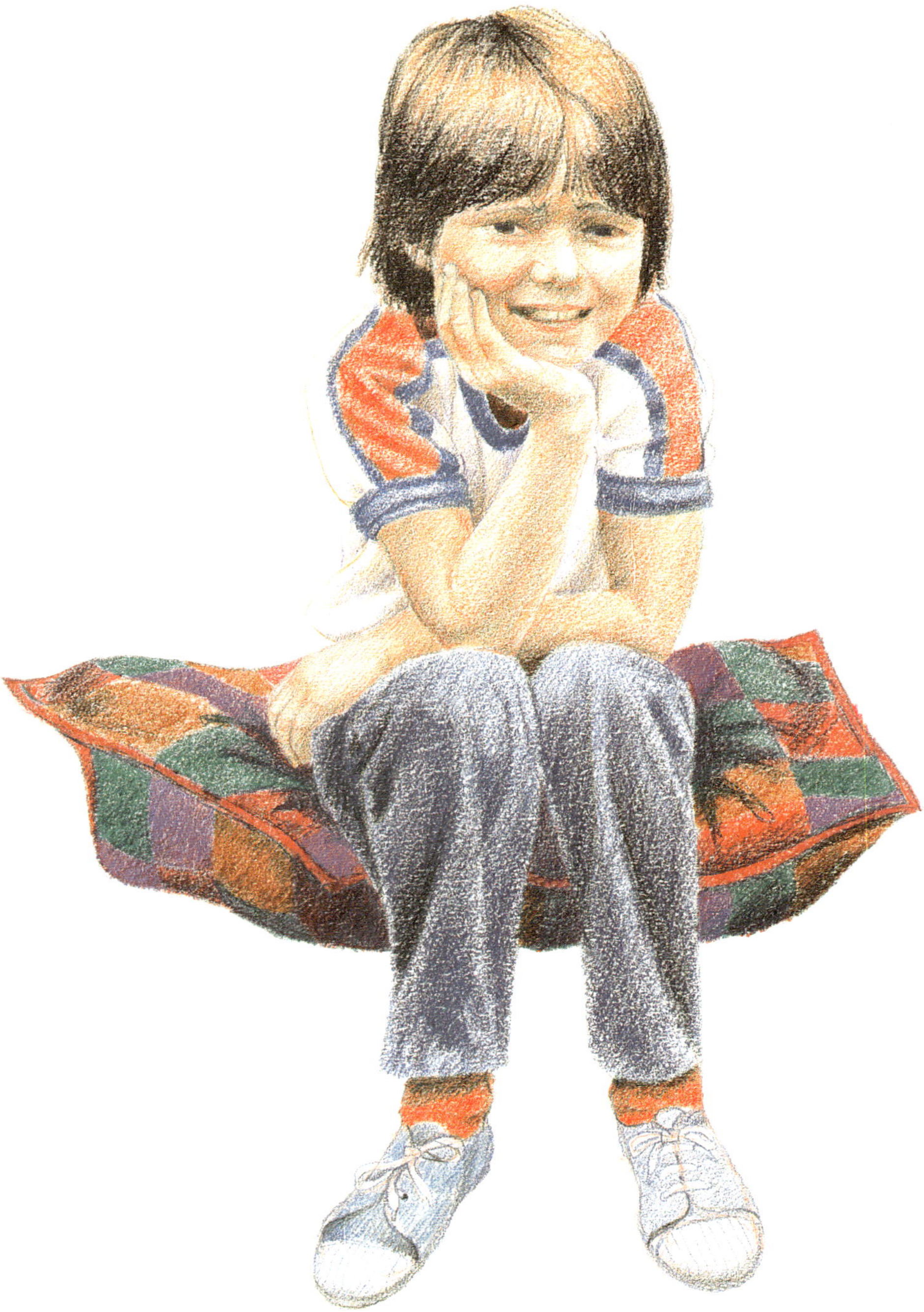

»Ach du Schreck!« seufzte ich. »Noch ein Popo! Ich glaube, für heute habe ich genug davon!«